元·朱震亨　撰

施仁潮　整理

中医临床必读丛书 重刊

格致余论

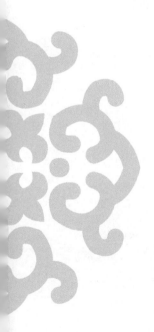

人民卫生出版社

·北京·

图书在版编目（CIP）数据

格致余论 /（元）朱震亨撰；施仁潮整理 . —北京：人民卫生出版社，2023.3

（中医临床必读丛书重刊）

ISBN 978-7-117-34474-6

Ⅰ.①格… Ⅱ.①朱…②施… Ⅲ.①医论 —中国 —元代 Ⅳ.①R2–53

中国国家版本馆 CIP 数据核字（2023）第 031317 号

| 人卫智网 | www.ipmph.com | 医学教育、学术、考试、健康，购书智慧智能综合服务平台 |
| 人卫官网 | www.pmph.com | 人卫官方资讯发布平台 |

中医临床必读丛书重刊

格致余论

Zhongyi Linchuang Bidu Congshu Chongkan

Gezhi Yulun

撰　　者：元·朱震亨
整　　理：施仁潮
出版发行：人民卫生出版社（中继线 010-59780011）
地　　址：北京市朝阳区潘家园南里 19 号
邮　　编：100021
E - mail：pmph @ pmph.com
购书热线：010-59787592　010-59787584　010-65264830
印　　刷：三河市博文印刷有限公司
经　　销：新华书店
开　　本：889 × 1194　1/32　印张：3.25
字　　数：50 千字
版　　次：2023 年 3 月第 1 版
印　　次：2023 年 5 月第 1 次印刷
标准书号：ISBN 978-7-117-34474-6
定　　价：20.00 元
打击盗版举报电话：010-59787491　E-mail：WQ @ pmph.com
质量问题联系电话：010-59787234　E-mail：zhiliang @ pmph.com
数字融合服务电话：4001118166　E-mail：zengzhi @ pmph.com

重刊说明

中医药学是中华民族的伟大创造,是中国古代科学的瑰宝,也是打开中华文明宝库的钥匙,为中华民族繁衍生息做出了巨大贡献,对世界文明进步产生了积极影响。中华五千年灿烂文化,"伏羲制九针""神农尝百草",中医经典著作作为中医学的重要组成部分,是中医药文化之源、理论之基、临床之本。为了把这些宝贵的财富继承好、发展好、利用好,人民卫生出版社于2005年推出了《中医临床必读丛书》(简称《丛书》)(105种),随后于2017年推出了《中医临床必读丛书》(典藏版)(30种),丛书出版后深受读者欢迎,累计印制近900万册,成为了中医药从业人员和爱好者的必读经典。

毋庸置疑,中医古籍不仅是中医理论的基础,更是中医临床坚强的基石,提高临床疗效的捷径。每一位中医从业者,无不是从中医经典学起的。"读经典、悟原理、做临床、跟名师、成大家"是中医成才的必要路径。为了贯彻落实党的二十大报告指出的促进中医药传承创新发展和《关于推进新时代古籍工作的意见》要求,传承中医典籍精华,同时针对后疫情时代中医药在护佑人民健康方面的重要性以及大众对于中医经典的重视,我们因时因势调整和完善中医古籍出版工作,因此,在传承《丛书》原貌的基础上,对105种图书进行了改版,推出《中医临床必读丛书重刊》(简称《重刊》)。为了便于读者阅读,本版尽量保留原版风格,并采用双色印刷,将"养生类著作"单列,对每部图书的导读和相关文字进行了更新和勘误;同时邀请张伯礼院士和王琦院士为《重刊》作序,具体特点如下:

1. **精选底本,校勘严谨** 每种古籍均由各科专家遴选精善底本,加以严谨校勘,为读者提供精准的原文。在内容上,考虑中医临床人员的学习需要,一改过去加校记、注释、语译等方式,原则上只收原文,不作校记和注释,类似古籍的白文本。对于原文中俗体字、异体字、避讳字、古今字予以径改,不作校注,旨在使读者在研习之中渐得旨趣,体悟真谛。

2. **导读要览,入门捷径** 为了便于读者学习和理解,每本书前撰写了导读,介绍作者生平、成书背景、学术特点,重点介绍该书的主要内容、学习方法和临证思维方法,以及对临床的指导意义,对书的内容提要钩玄,方便读者抓住重点,提升学习和临证效果。

3. **名家整理,打造精品** 《丛书》整理者如余瀛鳌、钱超尘、郑金生、田代华、郭君双、苏礼等大部分专家都参加了我社 20 世纪 80 年代中医古籍整理工作，他们拥有珍贵而翔实的版本资料，具备较高的中医古籍文献整理水平与丰富的临床经验，是我国现当代中医古籍文献整理的杰出代表，加之《丛书》在读者心目中的品牌形象和认可度，相信《重刊》一定能够历久弥新，长盛不衰，为新时代我国中医药事业的传承创新发展做出更大的贡献。

主要分类和具体书目如下：

 经典著作

《黄帝内经素问》　　　《金匮要略》

《灵枢经》　　　　　　《温病条辨》

《伤寒论》　　　　　　《温热经纬》

 诊断类著作

《脉经》　　　　　　　《濒湖脉学》

《诊家枢要》

 通用著作

《中藏经》　　　　　　《三因极一病证方论》

《伤寒总病论》　　　　《素问病机气宜保命集》

《素问玄机原病式》　　《内外伤辨惑论》

《儒门事亲》　　　《石室秘录》

《脾胃论》　　　　《医学源流论》

《兰室秘藏》　　　《血证论》

《格致余论》　　　《名医类案》

《丹溪心法》　　　《兰台轨范》

《景岳全书》　　　《杂病源流犀烛》

《医贯》　　　　　《古今医案按》

《理虚元鉴》　　　《笔花医镜》

《明医杂著》　　　《类证治裁》

《万病回春》　　　《医林改错》

《慎柔五书》　　　《医学衷中参西录》

《内经知要》　　　《丁甘仁医案》

《医宗金鉴》

◆ 4 各科著作

(1) 内科

《金匮钩玄》　　　《张氏医通》

《秘传证治要诀及类方》　《张聿青医案》

《医宗必读》　　　《临证指南医案》

《医学心悟》　　　《症因脉治》

《证治汇补》　　　《医学入门》

《医门法律》　　　《先醒斋医学广笔记》

《温疫论》　　　　　《串雅内外编》

《温热论》　　　　　《医醇賸义》

《湿热论》　　　　　《时病论》

（2）外科

《外科精义》　　　　《外科证治全生集》

《外科发挥》　　　　《疡科心得集》

《外科正宗》

（3）妇科

《经效产宝》　　　　《傅青主女科》

《女科辑要》　　　　《竹林寺女科秘传》

《妇人大全良方》　　《济阴纲目》

《女科经纶》

（4）儿科

《小儿药证直诀》　　《幼科发挥》

《活幼心书》　　　　《幼幼集成》

（5）眼科

《秘传眼科龙木论》　《眼科金镜》

《审视瑶函》　　　　《目经大成》

《银海精微》

（6）耳鼻喉科

《重楼玉钥》　　　　《喉科秘诀》

《口齿类要》

(7) 针灸科

《针灸甲乙经》 《针灸大成》

《针灸资生经》 《针灸聚英》

《针经摘英集》

(8) 骨伤科

《永类钤方》 《世医得效方》

《仙授理伤续断秘方》 《伤科汇纂》

《正体类要》 《厘正按摩要术》

⑤ 养生类著作

《寿亲养老新书》 《老老恒言》

《遵生八笺》

⑥ 方药类著作

《太平惠民和剂局方》 《得配本草》

《医方考》 《成方切用》

《本草原始》 《时方妙用》

《医方集解》 《验方新编》

《本草备要》

人民卫生出版社

2023 年 2 月

序　一

党的二十大报告提出，把马克思主义与中华优秀传统文化相结合。中医药学是中国古代科学的瑰宝，也是打开中华文明宝库的钥匙。当前，中医药发展迎来了天时、地利、人和的大好时机。特别是近十年来，党中央、国务院密集出台了一系列方针政策，大力推动中医药传承创新发展，其重视程度之高、涉及领域之广、支持力度之大，都是前所未有的。"识势者智，驭势者赢"，中医药人要乘势而为，紧紧把握住历史的机遇，承担起时代的责任，增强文化自信，勇攀医学高峰，推动中医药传承创新发展。而其中人才培养是当务之急，不可等闲视之。

作为中医药人才成长的必要路径，中医经典著作的重要性毋庸置疑。历代名医先贤，无不熟谙经典，并通过临床实践续先贤之学，创立弘扬新说；发皇古义，融会新知，提高临床诊治水平，推动中医药学术学科进步，造福于黎庶。孙思邈指出："凡欲为大医，必须谙《素问》《甲乙》《黄帝针经》……"李东垣发《黄帝内经》胃气学说之端绪，提出"内伤脾胃，百病

9

由生"的观点,一部《脾胃论》成为内外伤病证辨证之圭臬。经典者,路志正国医大师认为:原为"举一纲而万目张,解一卷而众篇明"之作,经典之所以奉为经典,一是经过长时间的临床实践检验,具有明确的临床指导作用和理论价值;二是后代医家在学术流变中,不断诠释、完善并丰富了其内涵与外延,使其与时俱进,丰富和发展了理论。

如何研习经典,南宋大儒朱熹有经验可以借鉴:为学之道,莫先于穷理;穷理之要,必在于读书;读书之法,莫贵于循序而致精;而致精之本,则又在于居敬而持志。读朱子治学之典,他的《观书有感》诗歌可为证:"半亩方塘一鉴开,天光云影共徘徊。问渠那得清如许? 为有源头活水来。"可诠释读书三态:一是研读经典关键是要穷究其理,理在书中,文字易懂但究理需结合临床实践去理解、去觉悟;更要在实践中去应用,逐步达到融汇贯通,圆机活法,亦源头活水之谓也。二是研读经典当持之以恒,循序渐进,读到豁然以明的时候,才能体会到脑洞明澄,如清澈见底的一塘活水,辨病识证,仿佛天光云影,尽映眼前的境界。三是研读经典者还需有扶疾治病、济世救人之大医精诚的精神;更重要的是,读经典还需怀着敬畏之心去研读赏析,信之用之日久方可发扬之;有糟粕可弃用,但须慎之。

在这次新型冠状病毒感染疫情的防治中,疫病相关的中医经典发挥了重要作用,2020年疫情初期我们通过流调和分析,明确了新型冠状病毒感染是以湿毒内蕴为核心病机、兼夹发病为临床特点的认识,有力指导了对疫情的防治。中医药早期介入,全程参与,有效控制转重率,对重症患者采取中西医结合救治,降低了病死率,提高了治愈率。所筛选出的"三药三方"也是出自古代经典。在中医药整建制接管的江夏方舱医院中,更是交出了564名患者零转重、零复阳,医护零感染的出色答卷。中西医结合、中西药并用成为中国抗疫方案的亮点,是中医药守正创新的一次生动实践,也为世界抗疫贡献了东方智慧,受到世界卫生组织(WHO)专家组的高度评价。

经典中蕴藏着丰富的原创思路,给人以启迪。青蒿素的发明即是深入研习古典医籍受到启迪并取得成果的例证。进入新时代,国家药品监督管理部门所制定的按古代经典名方目录管理的中药复方制剂,基于人用经验的中药复方制剂新药研发等相关政策和指导原则,也助推许多中医药科研人员开始从古典医籍中寻找灵感与思路,研发新方新药。不仅如此,还有学者从古籍中梳理中医流派的传承与教育脉络,以传统的人才培养方法与模式为现代中医药教育提供新的借鉴……可见中医药古籍中的内容对当代中医药科研、临床与教育均具有指导作用，应该受到重视与研习。

我们欣慰地看到，人民卫生出版社在20世纪50年代便开始了中医古籍整理出版工作，先后经过了影印、白文版、古籍校点等阶段，经过近70年的积淀，为中医药教材、专著建设做了大量基础性工作；并通过古籍整理，培养了一大批中医古籍整理名家和专业人才，形成了"品牌权威、名家云集""版本精良、校勘精准""读者认可、历久弥新"等鲜明特点，赢得了广大读者和行业内人士的普遍认可和高度评价。2005年，为落实国家中医药管理局设立的培育名医的研修项目，精选了105种中医经典古籍分为三批刊行，出版以来，重印近千万册，广受读者欢迎和喜爱。"读经典、做临床、育悟性、成明医"在中医药行业内蔚然成风，可以说这套丛书为中医临床人才培养发挥了重要作用。此次人民卫生出版社在《中医临床必读丛书》的基础上进行重刊，是践行中共中央办公厅、国务院办公厅《关于推进新时代古籍工作的意见》和全国中医药人才工作会议精神，以实际行动加强中医古籍出版工作，注重古籍资源转化利用，促进中医药传承创新发展的重要举措。

经典之书，常读常新，以文载道，以文化人。中医经典与中华文化血脉相通，是中医的根基和灵魂。"欲穷千里目，更上一层楼"，经典就是学术进步的阶梯。希望广大中医药工作者乃至青年学生，都要增强文化自觉和文化自信，传承经典，用好经典，发扬经典。

有感于斯，是为序。

中国工程院院士　国医大师

天津中医药大学　名誉校长　张伯礼

中国中医科学院　名誉院长

2023 年 3 月于天津静海团泊湖畔

序　二

中医药典籍浩如烟海,自先秦两汉以来的四大经典《黄帝内经》《难经》《神农本草经》《伤寒杂病论》,到隋唐时期的著名医著《诸病源候论》《备急千金要方》,宋代的《经史证类备急本草》《圣济总录》,金元时期四大医家刘完素、张从正、李东垣和朱丹溪的著作《素问玄机原病式》《儒门事亲》《脾胃论》《丹溪心法》等,到明清之际的《本草纲目》《医门法律》等,中医古籍是我国中医药知识赖以保存、记录、交流和传播的根基和载体,是中华民族认识疾病、诊疗疾病的经验总结,是中医药宝库的精华。

中华人民共和国成立以来,在中医药、中西医结合临床和理论研究中所取得的成果,与中医古籍研究有着密不可分的关系。例如中西医结合治疗急腹症,是从《金匮要略》大黄牡丹汤治疗肠痈等文献中得到启示;小夹板固定治疗骨折的思路,也是根据《仙授理伤续断秘方》等医籍治疗骨折强调动静结合的论述所取得的;活血化瘀方药治疗冠心病、脑血管意外和闭塞性脉管炎等疾病的疗效,是借鉴《医林改错》等古代有关文献而加以提高的；尤其是举世瞩目的抗疟新药青蒿素，是基于《肘后备急方》治疟单方研制而成的。

党的二十大报告提出，深入实施科教兴国战略、人才强国战略。人才是全面建设社会主义现代化国家的重要支撑。培养人才，教育要先行，具体到中医药人才的培养方面，在院校教育和师承教育取得成就的基础上，我还提出了书院教育的模式，得到了国家中医药管理局和各界学者的高度认可。王琦书院拥有 115 位两院院士、国医大师的强大师资阵容，学员有岐黄学者、全国名中医和来自海外的中医药优秀人才代表。希望能够在中医药人才培养模式和路径方面进行探索、创新。

那么，对于个人来讲，我们怎样才能利用好这些古籍，来提升自己的临床水平？我以为应始于约，近于博，博而通，归于约。中医古籍博大精深，绝非只学个别经典即能窥其门径，须长期钻研体悟和实践，精于勤思明辨、临床辨证，善于总结经验教训，才能求得食而化，博而通，通则返约，始能提高疗效。今由人民卫生出版社对《中医临床必读丛书》(105 种)进行重刊，我认为是件非常有意义的事，《重刊》校勘严谨，每本书都配有导读要览，同时均为名家整理，堪称精品,是在继承的基础上进行的创新,这无疑对提高临床疗效、推动中医药事业的继承与发展具有积极的促进作用,因此,我们也会将《重刊》列为书院教学尤其是临床型专家成长的必读书目。

韶光易逝,岁月如流,但是中医人探索求知的欲望是亘古不变的。我相信,《重刊》必将对新时代中医药人才培养和中医学术发展起到很好的推动作用。为此欣慰之至,乐为之序。

中国工程院院士　国医大师　王琦

2023 年 3 月于北京

原　序

中医药学是具有中国特色的生命科学,是科学与人文融合得比较好的学科,在人才培养方面,只要遵循中医药学自身发展的规律,把中医理论知识的深厚积淀与临床经验的活用有机地结合起来,就能培养出优秀的中医临床人才。

百余年西学东渐,再加上当今市场经济价值取向的影响,使得一些中医师诊治疾病常以西药打头阵,中药作陪衬,不论病情是否需要,一概是中药加西药。更有甚者不切脉、不辨证,凡遇炎症均以解毒消炎处理,如此失去了中医理论对诊疗实践的指导,则不可能培养出合格的中医临床人才。对此,中医学界许多有识之士颇感忧虑而痛心疾首。中医中药人才的培养,从国家社会的需求出发,应该在多种模式、多个层面展开。当务之急是创造良好的育人环境。要倡导求真求异、学术民主的学风。国家中医药管理局设立了培育名医的研修项目,第一是参师襄诊,拜名师并制订好读书计划,因人因材施教,务求实效。论其共性,则需重视"悟性"的提高,医理与易理相通,重视易经相关理论的学习；还有文献学、逻辑学、生命科学原理与生物信息学等知识的学习运用。"悟性"主要体现在联系临床，提高思辨能力，破解疑难病例，获取疗效。再者是熟读一本临证案头书，研修项目精选的书目可以任选，作为读经典医籍研修晋级保底的基本功。第二是诊疗环境，我建议城市与乡村、医院与诊所、病房与门诊可以兼顾，总以多临证、多研讨为主。若参师三五位以上，年诊千例以上，必有上乘学问。第三是求真务实，"读经典做临床"关键在"做"字上苦下功夫，敢于置疑而后验证、诠释，进而创新，诠证创新自然寓于继承之中。

中医治学当溯本求源，古为今用，继承是基础，创新是归宿，认真继承中医经典理论与临床诊疗经验，做到中医不能丢，进而才是中医现代化的实施。厚积薄发、厚今薄古为治学常理。所谓勤求古训、融会新知，即是运用科学的临床思维方法，将理论与实践紧密联系，以显著的疗效，诠释、求证前贤的理论，于继承之中求创新发展，从理论层面阐发古人前贤之未备，以推进中医学科的进步。

综观古往今来贤哲名医，均是熟谙经典、勤于临证、发皇古义、创立新说者。通常所言的"学术思想"应是高层次的成就，是锲而不舍长期坚持"读经典做临床"，并且，在取得若干鲜活的诊疗经验基础上，应是学术闪光点凝聚提炼出的精华。笔者以弘扬中医学学科的学术思想为己任，绝不敢言自己有什么学术思想，因为学术思想一定要具备创新思维与创新成果，当然是在以继承为基础上的创新；学术思想必有理论内涵指导临床实践，能提高防治水平；再者，学术思想不应是一病一证一法一方的诊治经验与心得体会。如金元大家刘完素著有《素问病机气宜保命集》，自述"法之与术，悉出《内经》之玄机"，于刻苦钻研运气学说之后，倡"六气皆从火化"，阐发火热症证脉治，创立脏腑六气病机、玄府气液理论。其学术思想至今仍能指导温热、瘟疫的防治。严重急性呼吸综合征（SARS）流行时，运用玄府气液理论分析证候病机，确立治则治法，遣药组方获取疗效，应对突发公共卫生事件，造福群众。毋庸置疑，刘完素是"读经典做临床"的楷模，而学习历史，凡成中医大家名师者基本如此，即使当今名医具有卓越学术思想者，亦无例外。因为经典医籍所提供的科学原理至今仍是维护健康、防治疾病的准则，至今仍葆其青春，因此"读经典做临床"具有重要的现实意义。

值得指出，培养临床中坚骨干人才，造就学科领军人物是当务之急。在需要强化"读经典做临床"的同时，以唯物主义史观学习易理易道易图，与文、史、哲、逻辑学交叉渗透融合，提高"悟性"，指导诊疗工作。面对新世纪，东学西渐是另一股潮流，国外学者研究老聃、孔丘、朱熹、沈括之学，以应对技术高速发展与理论相对滞后的矛盾日趋突出的现状。譬如老聃是中国宇宙论的开拓者，惠施则注重宇宙中一般事物的观察。他解释宇宙为总包一切之"大一"与极微无内之"小一"构成，大而无外小而无内，大一寓有小一，小一中又涵有大一，两者相兼容而为用。如此见解不仅对中医学术研究具有指导作用，对宏观生物学与分子生物学的连接，纳入到系统复杂科学的领域至关重要。近日有学者撰文讨论自我感受的主观症状对医学的贡献和医师参照的意义；有学者从分子水平寻求直接调节整体功能的物质，而突破靶细胞的发病机制；有医生运用助阳化气、通利小便的方药同时改善胃肠症状，治疗幽门螺杆菌引起的胃炎；还有医生使用中成药治疗老年良性前列腺增生，运用非线性方法，优化观察指标，不把增生前列腺的直径作为唯一的"金"指标，用综合量表评价疗效而获得认许，这就是中医的思维，要坚定地走中国人自己的路。

　　人民卫生出版社为了落实国家中医药管理局设立的培育名医的研修项目，先从研修项目中精选20

种古典医籍予以出版,余下 50 余种陆续刊行,为我们学习提供了便利条件,只要我们"博学之,审问之,慎思之,明辨之,笃行之",就会学有所得、学有所长、学有所进、学有所成。治经典之学要落脚临床,实实在在去"做",切忌坐而论道,应端正学风,尊重参师,教学相长,使自己成为中医界骨干人才。名医不是自封的,需要同行认可,而社会认可更为重要。让我们互相勉励,为中国中医名医战略实施取得实效多做有益的工作。

王永炎

2005 年 7 月 5 日

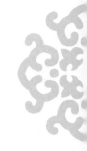

导　读

　　《格致余论》是我国医学宝库中的重要著作之一,它集中反映了名医朱丹溪的学术思想。历史上,其书对繁荣学术,指导临床实践,起到了举足轻重的作用;而今,重新审读出版,对于考镜养阴学术源流,探究气血痰瘀病机,指导临床施治,帮助养生保健,意义不可低估。

一、《格致余论》与朱丹溪

　　《格致余论》为朱丹溪的代表作,成书于元至正七年(1347)。格致,即"格物致知",系儒家语。元代学者许谦将其作为探究理学的手段,丹溪为其弟子,承其学,取"格致"命名,反映了其书的要旨在于:考证推论,探究医理。

　　丹溪生活年代,《太平惠民和剂局方》盛行,人们崇尚温燥,且"多酗酒纵欲,精竭火炽"。他能独具只眼,洞识其弊,以丰富的临床实践为基础,从《黄帝内经》《神农本草经》及张仲景、刘完素、李东垣、张从正、罗知悌等医家的著述中寻求医理，并能吸收理学的研究成果，形成了独到的学术见解，确立了其养阴学派创始人的地位。著名文学家宋濂称其"所见粹精"，"类多前人所未发"。《四库全书提要》对其书作了评价："其说谓阳易动，阴易亏，独重滋阴降火，创阳常有余，阴常不足之论……谆谆于饮食色欲为箴"。

朱震亨，字彦修，世居丹溪，人称丹溪翁。元婺州义乌（今浙江义乌）人，生于元至元十八年（1281），卒于元至正十八年（1358）。

《格致余论》成书于元至正七年（1347），元代即有刻本问世，康有为曾作鉴定。明万历二十九年，吴学勉校刻《医统正脉》，收录其书，清光绪庚子年间有《丹溪全书》刻本，人民卫生出版社曾有单行本影印，并有编校本《丹溪医集》出版。

二、主要学术特点及对临床的指导意义

《格致余论》以"阳有余阴不足论""相火论"两篇为中心内容，陈述"阳常有余，阴常不足"及"相火为病"的观点，强调保护阴精的必要。这也是其倡导养阴学说的坚实基础。其他各篇，围绕着"保养阴津"及"气血痰郁"等观点，深入阐发其学术主张。

"阳有余阴不足论"从"天人相应"的角度,论述了人身"气常有余,血常不足",指出"人身之阴气,其消长视月之盈缺"。同时指出,在人生命的生长壮老已过程中,阴气难成易亏,四十岁以后,"阴气过半"。而"人之情欲无涯",又往往受诸多外界因素的影响,"温柔之盛于体,声音之盛于耳,颜色之盛于目,馨香之盛于鼻,谁是铁汉,心不为之动也"。种种物欲的刺激,人心往往难以克制而妄动,"心动则相火亦动,动则精自走,相火翕然而起,虽不交会,亦暗流而疏泄矣"。所以,"阳有余阴不足"是生理之必然,病理之转归,治疗大法当滋阴降火以养护阴精。

刘完素曾提出外感六气皆能化火之说,阐发火热病机,善治火热病证,自成体系。丹溪为其三传弟子,承其说,且多发明。"相火论"中对内生火热的发病机制有创造性地论述:相火寄于肝肾,源于精血,火易亢盛妄动,火妄动为贼邪,必伤耗阴精,阴伤会变生各种病症。人之虚在阴,阴之伤在火,火之起在动,其论环环相扣,细致缜密,与临床实际颇为相楔。对于疾病谱发生变化,精神心理因素日以为烈的今天,丹溪之说,于临床施治,于养生保健,其现实意义不可低估。

基于"相火为病甚多""阳常有余,阴常不足",

"色欲箴""房中补益论"等篇阐述了"节欲"这一养生观点，倡导节制饮食与色欲，抑制相火，保护阴精。丹溪批判了"数数御女""御女多多益善"的荒谬论点，对片面强调性生活的补益作用表明了反对态度，并提出了许多独特的见解：男娶女嫁是自然规律，但宜晚婚，古人必近三十、二十而后嫁娶，是因看到阴气之难于成，将晚婚晚育作为养生的重要手段；纵欲会带来危害，"夫当壮年，便有老态，仰事俯育，一切隳坏"；因男子六十四岁而精绝，女子四十九岁而经断，老年人更要节制房事。至于"茹淡论"的"谷菽菜果，自然冲和之味，有食之补阴之功"，反映了丹溪饮食调养上的清润滋养主张。

《格致余论》中还反映了丹溪对情志、气血、痰瘀致病的学术观点。如"乳硬论"的"忧怒抑郁，朝夕积累，脾气消阻，肝气横逆，遂成隐核"论述，短短数语，将情志对发病的影响放到了突出的位置；"经水或紫或黑论"描述的"血为气之配，气热则热，气寒则寒，气升则升，气降则降，气凝则凝，气滞则滞，气消则消，气浊则浊"，强调了气血在病理上的互为影响；"倒仓论"的"糟粕之余，停痰瘀血，互相纠缠，日积月深，郁结成聚……发为痈疽，为劳瘵，为蛊胀，为癫疾，为无名奇病"，反映了医家对痰瘀在发病中的作用的重视。这对于临床识证用药有着重要的指导意义。

丹溪治病的一大特色是强调保护人体正气，慎用攻法，即所谓"阴易乏，阳易亢，攻击宜详审，正气须保护"；"攻击之法，必其人充实，禀质本壮，乃可行也，否则邪去而正气伤，小病必重，重病必死"。这一观点还反映在他对臌胀的论治中。他论臌胀，谓由七情内伤，六淫外侵，饮食不节，房劳致虚，脾土之阴受伤，转运之官失职，清浊相混，隧道壅塞，逐成胀满，治疗中要时时顾护正气，不可太过。故有"此病（臌胀）之起，或三五年，或十余年，根深矣，势笃矣，欲求速效，自求祸耳"的论述。书中还有"病邪虽实胃气伤者勿使攻击论""虚病痰病有似邪祟论"等，所用篇名即表明了对虚证论治的审慎。所有这些不凡的学术见解，有助于指导临床权衡邪正虚实确切施治。

书中还有养老、慈幼专论，揭示其生理病理特点，强调慎起居，调情志，节饮食，忌温燥。并有妇科调治的论述，内容涉及受胎、难产、胞淋，以及月经病等，对于老人、小儿、妇女病证的治疗，乃至调养保健，均有重要的参考价值。

三、如何学习应用《格致余论》

《格致余论》共收集医论 42 篇,每篇各有其主题内容,如"阳有余阴不足论""相火论",体现了丹溪的学术主张,应熟记心中,重点掌握。其他如"治病必求其本论""病邪虽实胃气伤者勿使攻击论""痛疽当分经络论"等,观点鲜明,不乏有真知灼见当深刻领会,并在临床应用中体验其精髓所在。

学习中还要注意全书内容的穿插交叉,就养老而言,除"养老论"外,"饮食色欲箴""茹淡论""倒仓论"等都有涉及,只有互相参合,才能窥其全豹。又如"气血痰郁",书中的篇名并没有直接提及,但仔细阅读,则不难发现,"治病必求其本论"中即有"气因郁而为痰"的论述,"涩脉论"中有"气腾血沸,清化为浊,老痰宿饮,胶固杂糅"的精妙分析。又如"痛风论""臌胀论"等,均有相关的内容。纵观全书,丹溪的"气血痰郁"发病观点十分鲜明,所述内容既指致病因子,也包括了病理变化;临床辨治如能注意到这一点,对于提高治疗效果会大有帮助的。

书中有许多精语妙论,如"天主生物故恒于动,人有此生亦恒于动";"人之有生,心为火居上,肾为水居下,水能升而火能降,一升一降,无有穷已,故生意存焉";"水之体静,火之体动,动易而静难";"心,君火也,为物所感亦易动。心动则相火亦动,动则精自走,相火翕然而起,虽不交会,亦暗流而疏泄矣";"相火易起,五性厥阳之火相扇,则妄动矣。火起于妄,变化莫测,无时不有,煎熬真阴,阴虚则病,阴绝则死";"人身之阴难成易亏,六七十后,阴不足以配阳,孤阳几欲飞越,因天生胃气尚尔留连,又藉水谷之阴,故羁縻而定耳",等等,值得细细玩味,要理解其内涵,做到耳熟能详。

《格致余论》中记录了丹溪的求学历程,反映了他热切求学,孜孜不倦的精神。丹溪30岁,因母亲患病,激发了学医的志向,"遂取《素问》读之"。40岁,在理学大师许谦的鼓励下,朝夕钻研,一心攻医。为寻名师,他"遂游江湖,但闻某处有某治医,便往拜而问之"。44岁时闻罗知悌医名,"遂往拜之"。丹溪在罗门苦苦求学的经历被传为医林佳话。要学好中医,首先要学习他的刻苦勤勉精神。

施仁潮

2005 年 3 月于杭州

整理说明

《格致余论》一书，元代即有刻本问世，康有为曾作鉴定。明万历二十九年，吴学勉校刻《医统正脉》时收录其中，后人称为"正脉本"；今较多见的是清光绪庚子《丹溪全书》版本，简称"庚子本"。

本书以元刻本为底本。由于历史久远，难免有鲁鱼亥豕之混，故与"庚子本"相校勘，以便阅读。由于本书的重点不在勘误，故两版本有异，难断孰是孰非者，从底本；底本没有错误者，不改动；底本明显有错误的，径予改正。"正脉本"中有序言，特予植入，使成全豹。

至于异体字、通假字及不规范的字，径予订正，如表章改为表彰；鼓胀改为臌胀；眩运改为眩晕；缪妄改为谬妄；豆疮改为痘疮；狂颠改为狂癫；等等，以求规范统一。

希望如此处理，对广大医学生、临床医师的阅读有所帮助。

序

　《素问》，载道之书也。词简而义深，去古渐远，衍文错简，仍或有之，故非吾儒不能读。学者以易心求之，宜其茫若望洋，淡如嚼蜡。遂直以为古书不宜于今，厌而弃之，相率以为《局方》之学。间有读者，又以济其方技，漫不之省。医道隐晦，职此之由，可叹也。

　震亨三十岁时，因母之患脾疼，众工束手，由是有志于医，遂取《素问》读之，三年似有所得。又二年，母氏之疾，以药而安。因追念先子之内伤，伯考之瞀闷，叔考之鼻衄，幼弟之腿痛，室人之积痰，一皆殁于药之误也。心胆摧裂，痛不可追，然犹虑学之未明。至四十岁，复取而读之，顾以质钝，遂朝夕钻研，缺其所可疑，通其所可通。又四年，而得罗太无讳知悌者为之师。因见河间、戴人、东垣、海藏诸书，始悟湿热相火为病甚多。又知医之为书，非《素问》无以立论，非《本草》无以立方。有方无论，无以识病，有论无方，何以模仿。

　夫假说问答，仲景之书也，而详于外感；明著性味,东垣之书也,而详于内伤。医之为书,至是始备,医之为道,至是始明,由是不能不致疑于《局方》也。《局方》流行,自宋迄今,罔间南北,翕然而成俗,岂无其故哉! 徐而思之,湿热相火,自王太仆注文,已成湮没,至张、李诸老,始有发明。人之一身,阴不足而阳有余,虽谆谆然见于《素问》,而诸老犹未表彰,是宜《局方》之盛行也。

震亨不揣芜陋,陈于编册,并述《金匮》之治法,以证《局方》之未备,间以己意附之于后。古人以医为吾儒格物致知一事,故目其篇曰《格致余论》,未知其果是否耶? 后之君子,幸改而正诸。

目

录

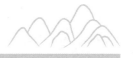

饮食色欲箴序

传曰：饮食男女，人之大欲存焉。予每思之，男女之欲，所关甚大，饮食之欲，于身尤切，世之沦胥陷溺于其中者，盖不少矣。苟志于道，必先于此究心焉。因作饮食、色欲二箴，以示弟侄，并告诸同志云。

饮食箴

人身之贵，父母遗体，为口伤身，滔滔皆是。人有此身，饥渴洊兴，乃作饮食，以遂其生。眷彼昧者，因纵口味，五味之过，疾病蜂起。病之生也，其机甚微，馋涎所牵，忽而不思。病之成也，饮食俱废，忧贻父母，医祷百计。山野贫贱，淡薄是谙，动作不衰，此身亦安。均气同体，我独多病，悔悟一萌，尘开镜净。日节饮食，《易》之象辞，养小失大，孟子所讥。口能致病，亦败尔德，守口如瓶，服之无斁。

色欲箴

惟人之生，与天地参，坤道成女，乾道成男。配为夫妇，生育攸寄，血气方刚，惟其时矣。成之以礼，接之以时，父子之亲，其要在兹。眷彼昧者，徇情纵欲，惟恐不及，济以燥毒。气阳血阴，人身之神，阴平阳秘，我体长春。血气几何，而不自惜，我之所生，翻为我贼。女之耽兮,其欲实多,闺房之肃,门庭之和。士之耽兮,其家自废,既丧厥德,此身亦瘁。远彼帷薄,放心乃收,饮食甘美,身安病瘳。

阳有余阴不足论

人受天地之气以生,天之阳气为气,地之阴气为血,故气常有余,血常不足。何以言之?天地为万物父母,天,大也,为阳,而运于地之外;地,居天之中为阴,天之大气举之。日,实也,亦属阳,而运于月之外;月,缺也,属阴,禀日之光以为明者也。人身之阴气,其消长视月之盈缺,故人之生也,男子十六岁而精通,女子十四岁而经行。是有形之后,犹有待于乳哺水谷以养,阴气始成,而可与阳气为配,以能成人,而为人之父母。古人必近三十、二十而后嫁娶,可见阴气之难于成,而古人之善于摄养也。《礼记》注曰:惟五十然后养阴者有以加。《内经》曰:年至四十,阴气自半,而起居衰矣。又曰:男子六十四岁而精绝,女子四十九岁而经断。夫以阴气之成,止供给得三十年之视听言动,已先亏矣,人之情欲无涯,此难成易亏之阴气,若之何而可以供给也?

2　　《经》曰:阳者,天气也,主外;阴者,地气也,主内。故阳道实,阴道虚。又曰:至阴虚,天气绝;至阳盛,地气不足。观虚与盛之所在,非吾之过论。

主闭藏者,肾也,司疏泄者,肝也,二脏皆有相火,而其系上属于心。心,君火也,为物所感则易动。心动则相火亦动,动则精自走,相火翕然而起,虽不交会,亦暗流而疏泄矣。所以圣贤只是教人收心养心,其旨深矣。

天地以五行更迭衰旺而成四时,人之五脏六腑亦应之而衰旺。四月属巳,五月属午,为火大旺,火为肺金之夫,火旺则金衰。六月属未,为土大旺,土为水之夫,土旺则水衰。况肾水常藉肺金为母,以补助其不足,故《内经》谆谆于资其化源也。古人于夏,必独宿而淡味,兢兢业业于爱护也。保养金水二脏,正嫌火土之旺尔。《内经》曰:冬不藏精者,春必病温。十月属亥,十一月属子,正火气潜伏闭藏,以养其本然之真,而为来春发生升动之本。若于此时恣嗜欲以戕贼,至春升之际,下无根本,阳气轻浮,必有温热之病。夫夏月火土之旺,冬月火气之伏,此论一年之虚耳。若上弦前、下弦后,月廓月空,亦为一月之虚。大风大雾,虹霓飞电,暴寒暴热,日月薄蚀,忧愁忿怒,惊恐悲哀,醉饱劳倦,谋虑勤动,又皆为一日之虚。若病患初退,疮痍正作,尤不止于一日之虚。今日多有春末夏初,患头痛脚软,食少体热,仲景谓春夏剧,秋冬差,而脉弦大者,正世俗所谓疰夏病。若犯此四者之虚,似难免此。夫当壮年,便有老态,仰事俯育,一切隳坏。兴言至此,深可惊惧。古人谓不见所欲,使心不乱。夫以温柔之盛于体,声音之盛于耳,颜色之盛于目,馨香之盛于鼻,谁是铁汉,心不为之动也?善摄生者,于此五个月,出居于外,苟值一月之虚,亦宜暂远帷幕,各自珍重,保全天和,期无负敬身之教,幸甚!

治病必求其本论

病之有本,犹草之有根也。去叶不去根,草犹在也。治病犹去草,病在脏而治腑,病在表而攻里,非惟戕贼胃气,抑且资助病邪,医云乎哉!

族叔祖,年七十,禀甚壮,形甚瘦,夏末患泄利至深秋,百方不应。予视之曰:病虽久而神不悴,小便涩少而不赤,两手脉俱涩而颇弦。自言膈微闷,食亦减,因悟曰:此必多年沉积,癖在胃肠。询其平生喜食何物,曰:我喜食鲤鱼,三年无一日缺。予曰:积痰在肺,肺为大肠之脏,宜大肠之本不固也,当与澄其源而流自清。以茱萸、陈皮、青葱、麓苜根、生姜煎浓汤,和以沙糖,饮一碗许,自以指探喉中。至半时辰,吐痰半升许,如胶,是夜减半。次早又饮,又吐半升而利止。又与平胃散加白术、黄连,旬日而安。

东阳王仲延遇诸途,来告曰:我每日食物必屈曲自膈而下,且硬涩作微痛,它无所苦,此何病?脉之,右甚涩而关尤沉,左却和,予曰:污血在胃脘之口,气因郁而为痰,此必食物所致。明以告我,彼亦不自觉。予又曰:汝去腊食何物为多?曰:我每日必早饮点剁酒两三盏,逼寒气。为制一方,用韭汁半银盏,冷饮细呷之,尽韭叶半斤而病安。已而果然。

又,一邻人,年三十余,性狡而躁,素患下疳疮,或作或止。夏初患自利,膈上微闷,医与治中汤两贴,昏闷若死,片时而苏。予脉之,两手皆涩,重取略弦似数。予曰:此下疳疮之深重者。与当归龙荟丸去麝,四贴而利减,又与小柴胡去半夏,加黄连、芍药、川芎、生姜煎,五六贴而安。

彼三人者,俱是涩脉,或弦或不弦,而治法迥别,不求其本,何以议药!

涩脉论

人一呼脉行三寸,一吸脉行三寸,呼吸定息,脉行六寸;一昼一夜,一万三千五百息,脉行八百一十丈,此平人血气运行之定数也。医者欲知血气之病与不病,非切脉不足以得之。

脉之状不一,载于《脉经》者,二十有四,浮、沉、芤、滑、实、弦、紧、洪、微、缓、涩、迟、伏、濡、弱、数、细、动、虚、促、结、代、革、散,其状大率多兼见。人之为病有四,曰寒,曰热,曰实,曰虚,故学脉者,亦必以浮、沉、迟、数为之纲,以察病情,此不易之论也。

然涩之见,固多虚寒,亦有痼热为病者。医于指下见有不足之气象,便以为虚,或以为寒,孟浪与药,无非热补,轻病为重,重病为死者多矣。何者?人之所藉以为生者,血与气也。或因忧郁,或因厚味,或因无汗,或因补剂,气腾血沸,清化为浊,老痰宿饮,胶固杂糅,脉道阻涩,不能自行,亦见涩状。若重取至骨,来似有力且带数,以意参之,于证验之,形气但有热证,当作痼热可也。此论为初学者发,圆机之士,必以为赘。

东阳吴子,方年五十,形肥味厚,且多忧怒,脉常沉涩,自春来得痰气病,医认为虚寒,率与燥热香窜之剂。至四月间,两足弱,气上冲,饮食减,召我治之。予曰:此热郁而脾虚,痿厥之证作矣。形肥而脉沉,未是死证,但药邪太盛,当此火旺,实难求生。且与竹沥下白术膏,尽二斤,气降食进,一月后大汗而死。书此以为诸贤覆辙戒云。

养老论

人生至六十、七十以后,精血俱耗,平居无事,已
有热证,何者?头昏目眵,肌痒溺数,鼻涕牙落,涎多
寐少,足弱耳瞶,健忘眩晕,肠燥面垢,发脱眼花,久坐
兀睡,未风先寒,食则易饥,笑则有泪,但是老境,无不
有此。

或曰:《局方》乌附丹剂,多与老人为宜,岂非以
其年老气弱下虚,理宜温补?今子皆以为热,乌附丹
剂将不可施之老人耶?余晓之曰:奚止乌附丹剂不可
妄用,至于好酒腻肉、湿面油汁、烧炙煨炒、辛辣甜滑,
皆在所忌。

或曰:子何愚之甚耶?甘旨养老,经训具在,为子
为妇,甘旨不及,孝道便亏,而吾子之言若是,其将有
说以通之乎?愿闻其略。予愀然应之曰:正所谓道并
行而不悖者,请详言之。古者,井田之法行,乡闾之教
兴,人知礼让,比屋可封,肉食不及幼壮,五十才方食
肉。今强壮恣饕,比及五十,疾已蜂起,气耗血竭,筋
柔骨痿,肠胃壅阏,涎沫充溢。而况人身之阴难成易
亏,六七十后,阴不足以配阳,孤阳几欲飞越,因天生

7

胃气尚尔留连，又藉水谷之阴，故羁縻而定耳。所陈前证，皆是血少。《内经》曰：肾恶燥。乌附丹剂，非燥而何？夫血少之人，若防风、半夏、苍术、香附，但是燥剂且不敢多，况乌附丹剂乎！

或者又曰：一部《局方》，悉是温热养阳，吾子之言，无乃谬妄乎？予曰：《局方》用燥剂，为劫湿病也，湿得燥则豁然而收。《局方》用暖剂，为劫虚病也。补肾不如补脾，脾得温则易化而食味进，下虽暂虚，亦可少回。《内经》治法，亦许用劫，正是此意，盖为质厚而病浅者设，此亦儒者用权之意。若以为经常之法，岂不大误。彼老年之人，质虽厚，此时亦近乎薄；病虽浅，其本亦易以拨，而可以劫药取速效乎？若夫形肥者血少，形瘦者气实，间或有可用劫药者，设或失手，何以取救？吾宁稍迟，计出万全，岂不美乎！乌附丹剂，其不可轻饵也明矣。

至于饮食，尤当谨节。夫老人内虚脾弱，阴亏性急，内虚胃热则易饥而思食，脾弱难化则食已而再饱，阴虚难降则气郁而成痰。至于视听言动，皆成废懒；百不如意，怒火易炽；虽有孝子顺孙，亦是动辄扼腕，况未必孝顺乎！所以物性之热者，炭火制作者，气之香辣者，味之甘腻者，其不可食也明矣。虽然肠胃坚厚，福气深壮者，世俗观之，何妨奉养，纵口固快一时，积久必为灾害。由是观之，多不如少，少不如绝。爽口作疾，厚味措毒，前哲格言，犹在人耳，可不慎欤！

或曰：如子之言，殆将绝而不与，于汝安乎？予曰：君子爱人以德，小人爱人以姑息，况施于所尊者哉。惟饮与食，将以养生，不以致疾，若以所养，转为所害，恐非君子之所谓孝与敬也。然则，如之何则可？曰：好生恶死，好安恶病，人之常情。为子为孙，必先开之以义理，晓之以物性，旁譬曲喻，陈说利害，意诚辞确，一切以敬慎行之。又次以身先之，必将有所感悟，而无扞格之逆矣。吾子所谓绝而不与，施于有病之时，尤是孝道。若无病之时，量酌可否？以时而进，某物不食，某物代之，又何伤于孝道乎？若夫平居闲话，素无开导诱掖之言，及至饥肠已鸣，馋涎已动，饮食在前，馨香扑鼻，其可禁乎？《经》曰：以饮食忠养之。忠之一字，恐与此意合，请勿易看过。

予事老母，固有愧于古者，然母年逾七旬，素多痰饮，至此不作，节养有道，自谓有术。只因大便燥结，时以新牛乳、猪脂和糜粥中进之，虽以暂时滑利，终是腻物积多。次年夏时，郁为粘痰，发为胁疮，连日作楚，寐兴陨获。为之子者，置身无地。因此苦思而得"节养"之说，时进参、术等补胃补血之药，随天令加减，遂得大腑不燥，面色莹洁，虽觉瘦弱，终是无病，老境得安,职此之由也。因成一方,用参、术为君,牛膝、芍药为臣,陈皮、茯苓为佐,春加川芎,夏加五味、黄芩、麦门冬,冬加当归身,倍生姜。一日或一帖,或二帖,听其小水才觉短少,便进此药,小水之长如旧,即是却病捷法。

后到东阳,因闻老何安人性聪敏,七十以后,稍觉不快,便却粥数日,单进人参汤数帖而止。后九十余,无疾而卒。以其偶同,故笔之以求是正。

慈幼论

人生十六岁以前,血气俱盛,如日方升,如月将圆,惟阴长不足,肠胃尚脆而窄,养之之道,不可不谨。

童子不衣裘帛,前哲格言,俱在人耳。裳,下体之服;帛温软甚于布也,裘皮衣温软甚于帛也。盖下体主阴,得寒凉则阴易长,得温暖则阴暗消,是以下体不与帛绢夹厚温暖之服,恐妨阴气,实为确论。

血气俱盛,食物易消,故食无时。然肠胃尚脆而窄,若稠粘干硬,酸咸甜辣,一切鱼肉、木果湿面、烧炙煨炒,但是发热难化之物,皆宜禁绝,只与干柿、熟菜、白粥,非惟无病,且不纵口,可以养德。此外,生栗味咸,干柿性凉,可为养阴之助。然栗大补,柿大涩,俱

10

为难化，亦宜少与。妇人无知，惟务姑息，畏其啼哭，无所不与，积成痼疾，虽悔何及。所以富贵骄养，有子多病，迨至成人，筋骨柔弱，有疾则不能忌口以自养，居丧则不能食素以尽礼，小节不谨，大义亦亏，可不慎欤！

至于乳子之母，尤宜谨节。饮食下咽，乳汁便通；情欲动中，乳脉便应；病气到乳，汁必凝滞。儿得此乳，疾病立至，不吐则泻，不疮则热，或为口糜，或为惊搐，或为夜啼，或为腹痛。病之初来，其溺必甚少，便须询问，随证调治，母安亦安，可消患于未形也。夫饮食之择犹是小可，乳母禀受之厚薄，情性之缓急，骨相之坚脆，德行之善恶，儿能速肖，尤为关系。

或曰：可以已矣。曰：未也。古之胎教，具在方册，愚不必赘。若夫胎孕致病，事起茫昧，人多玩忽，医所不知。儿之在胎，与母同体，得热则俱热，得寒则俱寒，病则俱病，安则俱安，母之饮食起居，尤当慎密。

东阳张进士次子，二岁，满头有疮，一日疮忽自平，遂患痰喘。予视之曰：此胎毒也，慎勿与解利药。众皆愕然。予又曰：乃母孕时所喜何物？张曰：辛辣热物，是其所喜。因口授一方，用人参、连翘、芎、连、生甘草、陈皮、芍药、木通，浓煎沸汤，入竹沥与之，数日而安。或曰：何以知之？曰：见其精神昏倦，病受

11

得深,决无外感,非胎毒而何?

予之次女,形瘦性急,体本有热,怀孕三月,适当夏暑,口渴思水,时发小热,遂教以四物汤加黄芩、陈皮、生甘草、木通,因懒于煎煮,数贴而止。其后此子二岁,疮痏遍身,忽一日其疮顿愈,数日遂成疟疾。予曰:此胎毒也。疮若再作,病必自安。已而果然。若于孕时确守前方,何病之有?

又,陈氏女,八岁,时得痫病,遇阴雨则作,遇惊亦作,口出涎沫,声如羊鸣。予视之曰:此胎受惊也。其病深痼,调治半年,病亦可安。仍须淡味以佐药功,与烧丹元,继以四物汤入黄连,随时令加减,半年而安。

夏月伏阴在内论

天地以一元之气化生万物,根于中者曰神机,根于外者曰气血,万物同此一气。人灵于物,形与天地参而为三者,以其得气之正而通也。故气升亦升,气浮亦浮,气降亦降,气沉亦沉。

人与天地同一橐籥,子月一阳生,阳初动也;寅月三阳生,阳初出于地也,此气之升也;巳月六阳生,阳尽出于上矣,此气之浮也。人之腹属地气,于此时浮于肌表,散于皮毛,腹中虚矣。《经》曰:夏月经满,地

12

气溢满，入经络受血，皮肤充实。长夏气在肌肉，所以表实，表实者里必虚。世言夏月伏阴在内，此"阴"字有虚之义，若作"阴冷"看，其误甚矣。

或曰：以手扪腹，明知其冷，非冷而何？前人治暑病，有玉龙丸、大顺散、桂苓丸、单煮良姜与缩脾饮用草果等，皆行温热之剂，何吾子不思之甚也。予曰：春夏养阳，王太仆谓春食凉，夏食寒，所以养阳也，其意可见矣。若夫凉台水馆、大扇风车、阴水寒泉、果冰雪凉之伤，自内及外，不用温热，病何由安？详玩其意，实非为内伏阴而用之也。前哲又谓，升降浮沉则顺之，寒热温凉则逆之，若于夏月火令之时，妄投温热，宁免实实虚虚之患乎？

或曰：巳月纯阳，于理或通。五月一阴，六月二阴，非阴冷而何？予曰：此阴之初动于地下也。四阳浮于地上，燔灼焚燎，流金烁石，何阴冷之有？孙真人制生脉散，令人夏月服之，非虚而何？

痘疮陈氏方论

读前人之书，当知其立言之意，苟读其书而不知其意，求适于用，不可得也。

痘疮之论，钱氏为详，历举源流经络，明分表里虚

13

实,开陈其施治之法,而又证以论辩之言,深得著书垂教之体。学者读而用之,如求方圆于规矩,较平直于准绳,引而伸之,触类而长之,可为无穷之应用也。今人不知致病之因,不求立方之意,仓卒之际,据证检方,漫尔一试,设有不应,并其书而废之,不思之甚也。

近因《局方》之教久行,《素问》之学不讲,抱疾谈医者,类皆喜温而恶寒,喜补而恶解利,忽得陈氏方论,皆燥热补剂,其辞确,其文简,欢然用之,翕然信之,遂以为钱氏不及陈氏远矣。

或曰:子以陈氏方为不足欤? 曰:陈氏方诚一偏论,虽然亦可谓善求病情者,其意大率归重于太阴一经。盖以手太阴属肺主皮毛也。足太阴属脾主肌肉,肺金恶寒而易于感,脾胃土恶湿而无物不受。观其用丁香、官桂,所以治肺之寒也;用附、术、半夏,所以治脾之湿也。使其肺果有寒,脾果有湿,而兼有虚也,量而与之,中病则止,何伤之有? 今也不然,徒见其疮之出迟者,身热者,泄泻者,惊悸者,气急者,渴思饮者,不问寒热虚实,率投木香散、异功散,间有偶中,随手获效,设或误投,祸不旋踵。何者? 古人用药制方,有向导,有监制,有反佐,有因用。若钱氏方固未尝废细辛、丁香、白术、参、芪等,率有监制辅佐之药,不专务于温补耳。然其用凉寒者多,而于辅助一法,略闻端绪,未曾深及,痴人之前,不可说梦,钱氏之虑至矣。亦将以候达者扩充推广而用,虽然渴者用温药,疮塌者用补药,自陈氏发之,迥出前辈,然其多用桂、附、丁香等燥热,恐未为适中也。何者?桂、附、丁香辈,当有寒而虚,固是的当,虚而未必寒者,其为害当何如耶!陈氏立方之时,必有挟寒而痘疮陷塌者,其用燥热补之,固其宜也。今未挟寒,而用一偏之方,宁不过于热乎?予尝会诸家之粹,求其意而用之,实未敢据其成方也,试举一二以证之。

从子六七岁时患痘疮,发热微渴自利,一小方脉视之,用木香散,每贴又增丁香十粒,予切疑焉。观其出迟,固因自利而气弱;察其所下,皆臭滞陈积,因肠胃热蒸而下也。恐非有寒而虚,遂急止之,已投一贴矣。继以黄连解毒汤加白术,与十贴,以解丁香之热,利止疮亦出。其后肌常有微热,而手足生痛疖,与凉剂调补,逾月而安。

又,一男子,年十六七岁,发热而昏,目无视,耳无闻,两手脉皆豁大而略数,知其为劳伤矣。时里中多发痘者,虽不知人,与药则饮,与粥则食,遂教参、芪、当归、白术、陈皮大料浓煎与之,饮至三十余贴,痘始出,又二十余贴,则成脓泡,身无全肤。或曰:病势可畏,何不用陈氏全方治之?余曰:此但虚耳,无寒也。

只守前方,又数十余贴而安。后询其病因,谓先四五日恐有出痘之病,遂极力樵采,连日出汗甚多,若用陈氏全方,宁无后悔?

至正甲申春,阳气早动,正月间邑间痘疮不越一家,卒投陈氏方,童幼死者百余人,虽由天数,吾恐人事亦或未之尽也。

痛风论

气行脉外,血行脉内,昼行阳二十五度,夜行阴二十五度,此平人之造化也。得寒则行迟而不及,得热则行速而太过,内伤于七情,外伤于六气,则血气之运,或迟或速,而病作矣。

彼痛风者,大率因血受热已自沸腾,其后或涉冷水,或立湿地,或扇取凉,或卧当风,寒凉外搏,热血得寒,污浊凝涩,所以作痛;夜则痛甚,行于阴也,治法以辛热之剂,流散寒湿,开发腠理,其血得行,与气相和,其病自安。然亦有数种治法稍异,谨书一二,以证予言。

东阳傅文,年逾六十,性急作劳,患两腿痛甚,动则甚痛。予视之曰:此兼虚证,当补血温血,病当自安。遂与四物汤加桃仁、陈皮、牛膝、生甘草煎,入生姜,研潜行散,热饮,三四十贴而安。

又,朱宅阃内,年近三十,食味甚厚,性躁急,患痛风挛缩数月,医祷不应。予视之曰:此挟痰与气证,当和血疏气导痰,病自安。遂以潜行散入生甘草、牛膝、炒枳壳、通草、陈皮、桃仁、姜汁煎服,半年而安。

又,邻鲍六,年二十余,因患血痢用涩药取效,后患痛风,叫号撼邻。予视之曰:此恶血入经络证,血受湿热,久必凝浊,所下未尽,留滞隧道,所以作痛;经久不治,恐成偏枯。遂与四物汤加桃仁、红花、牛膝、黄芩、陈皮、生甘草煎,入生姜,研潜行散,入少酒饮之,数十贴,又与刺委中,出黑血,近三月而安。

或曰:比见邻人用草药研酒饮之,不过数贴亦有安者,如子之言类皆经久取效,无乃太迂缓乎?予曰:此劫病草药,石上采石丝为之君,过山龙等佐之,皆性热而燥者,不能养阴,却能燥湿。病之浅者,湿痰得燥即开,热血得热则行,亦可取效;彼病深而血少者,愈劫愈虚,愈劫愈深,若朱之病是也。子以我为迂缓乎?

疟疾论

《内经》谓:夏伤于暑,秋伤于风,必有疟疾。疟　17

疟，老疟也。以其隔两日一作，缠绵不休，故有是名。前贤俱有治法，然皆峻剂，有非禀受性弱，与居养所移者所宜用也。惟许学士方有用参、芪等补剂，而又不曾深论，后学难于推测。

因见近年以来，五十岁以下之人，多是怯弱者，况嗜欲纵恣十倍于前，以弱质而得深病，最难为药。始悟常山、乌梅、砒丹等为劫痰之剂，若误用之，轻病为重，重病必死。何者？夫三日一作，阴受病也；作于子午卯酉日，少阴疟也；作于寅申巳亥日，厥阴疟也；作于辰戌丑未日，太阴疟也。疟得于暑，当以汗解。或凉台水阁，阴木冷地，他人挥扇，泉水澡浴，汗不得泄，郁而成痰。其初感也，胃气尚强，全不自觉。至于再感，瞀然无知，又复恣意饮食，过分劳动，竭力房事，胃气大伤，其病乃作，深根固蒂，宜其难愈。病者欲速愈，医者欲急利，甘辛峻剂，遽尔轻投。殊不知感风、感暑，皆外邪也，当以汗解，所感既深，决非一二升汗可除。亦有胃气少回，已自得汗，不守禁忌，又复触冒，旧邪未去，新邪又感，展转沉滞，其病愈深。况来求治者，率皆轻试速效劫病之药，胃气重伤，吾知其难免于祸矣。由是甘为迟钝，范我驰驱，必先以参、术、陈皮、芍药等补剂，辅以本经之药，惟其取汗。若得汗而体虚，又须重用补剂以助之，俟汗出通身，下过委中，方是佳兆。仍教以淡饮食，省出入，避风就温，远去帷薄，谨密调养，无有不安。若感病极深，虽有大汗，所感之邪，必自脏传出至腑，其发也必乱而失期，亦岂是佳兆？故治此病，春夏为易，秋冬为难，非有他也，以汗之难易为优劣也。

或曰：古方用砒丹、乌梅、常山得效者不为少，子以为不可用乎？予曰：腑受病者浅，一日一作；间一日一作者，是胃气尚强，犹可与也；彼三日一作者，病已在脏矣，在脏者难治。以其外感犹可治也，而可用劫药以求速效乎！

前岁，宪金詹公，禀甚壮，形甚强，色甚苍，年近六十，二月得疟，召我视之。知其饫于肥者，告之曰：须远色食淡，调理浃月，得大汗乃安。公不悦。一人从旁曰：此易耳，数日可安。与劫药三五贴，病退。旬日后又作，又与又退。绵延至冬，病犹未除，又来求治。予知其久得药，痰亦少，惟胃气未完，又天寒汗未透，遂以白术粥和丸与二斤，令其遇饥时且未食，取一二百丸，以热汤下，只与白粥调养，尽此药，当大汗而安。已而果然。如此者甚多，但药略有加减，不必尽述。

病邪虽实胃气伤者
勿使攻击论

凡言治国者，多借医为喻，仁哉斯言也。真气，民也；病邪，贼盗也。或有盗贼，势须剪除而后已。良相良将，必先审度兵食之虚实，与时势之可否，然后动。动涉轻妄，则吾民先困于盗，次困于兵，民困而国弱矣。行险侥幸，小人所为，万象森罗，果报昭显，其可不究心乎？请举一二，以为凡例。

永康吕亲，形瘦色黑，平生喜酒，多饮不困，年近半百，且有别馆。忽一日，大恶寒发战，且自言渴，却不饮。予诊其脉大而弱，惟右关稍实略数，重取则涩，遂作酒热内郁，不得外泄，由表热而不虚也。黄芪一物，以干葛汤煎与之，尽黄芪二两、干葛一两，大得汗，次早安矣。

又，叶先生患滞下，后甚逼迫，正合承气证。予曰：气口虚，形虽实，而面黄稍白，此必平昔食过饱而胃受伤，宁忍一两日辛苦。遂与参、术、陈皮、芍药等补药十余贴，至三日后胃气稍完，与承气两贴而安。苟不先补完胃气之伤，而遽行承气，吾恐病安之后，宁免瘦惫乎？

又，一婢色紫稍肥，性沉多忧，年近四十，经不行三月矣，小腹当中有一气块，初起如栗，渐如炊饼。予脉之，两手皆涩，重取却有，试令按其块痛甚，扪之高半寸，遂与《千金》消石丸。至四五次，彼忽自言乳头黑且有汁，恐有娠。予曰：非也，涩脉无孕之理。又与三五贴，脉之稍觉虚豁。予悟曰：药太峻矣。令止前药，与四物汤，倍加白术，佐以陈皮，至三十贴，候脉完再与消石丸。至四五次，忽自言块消一晕，便令莫服。又半月，经行痛甚，下黑血半升，内有如椒核数十粒，乃块消一半，又来索药，以消余块。余晓之曰：勿性急，块已开矣，不可又攻，若次月经行当尽消矣。次月经行，下少黑血块，又消一晕，又来问药。余曰：但守禁忌，至次月必消尽。已而果然。大凡攻击之药，有病则病受之，病邪轻而药力重，则胃气受伤。夫胃气者，清纯冲和之气也，惟与谷肉菜果相宜。盖药石皆是偏胜之气，虽参、芪辈，为性亦偏，况攻击之药乎！此妇胃气自弱，好血亦少，若块尽而却药，胃气之存者几希矣！议论至此，医云乎哉！

治病先观形色然后察脉问证论

《经》曰：诊脉之道，观人勇怯、肌肉、皮肤，能知其情，以为诊法也。凡人之形，长不及短，大不及小，肥不及瘦；人之色，白不及黑，嫩不及苍，薄不及厚。而况肥人湿多，瘦人火多；白者肺气虚，黑者肾气足；形色既殊，脏腑亦异，外证虽同，治法迥别。所以肥人责脉浮，瘦人责脉沉，躁人疑脉缓，缓人疑脉躁，以其不可一概观也。试陈一二，幸以例推。

东阳陈兄，露筋骨，体稍长，患体虚而劳，头痛甚，至有决别之言。余察其脉弦而大带数，以人参、白术为君，川芎、陈皮为佐，至五六日未减，众皆讶之，以药之不对也。余曰：药力有次第矣，更少俟一二宿当自安。忽其季来问曰：何不少加黄芪？予笑不答。又经一宿，忽自言病顿愈。予脉之，觉指下稍盛。又半日，病者言膈上满，不觉饥，视其腹纹已隐矣。予曰：夜来药中莫加黄芪否？曰：然。止与三贴。遂速与二陈汤加厚朴、枳壳、黄连，以泻其卫，三贴而安。

又，浦江义门郑兄，年二十余，秋间大发热，口渴，妄言妄见，病似邪鬼，七八日后召我治。脉之，两手洪数而实，视其形肥，面赤带白，却喜露筋，脉本不实，凉药所致。此因劳倦成病，与温补药自安。曰：柴胡七八贴矣。以黄芪附子汤，冷与之饮，三贴后，困倦鼾睡，微汗而解，脉亦稍软。继以黄芪白术汤，至十日，脉渐收敛而小，又与半月而安。夫黄芪，补气药也。

此两人者，一则气虚，一则气实，便有宜、不宜存焉，可不审乎。

大病不守禁忌论

病而服药，须守禁忌，孙真人《千金方》言之详矣。但不详言所以守禁忌之由，敢陈其略，以为规戒。

夫胃气者，清纯冲和之气，人之所赖以为生者也。若谋虑神劳，动作形苦，嗜欲无节，思想不遂，饮食失宜，药饵违法，皆能致伤。既伤之后，须用调补，恬不知怪，而乃恣意犯禁，旧染之证尚未消退，方生之证与日俱积，吾见医药将日不暇给，而伤败之胃气，无复完全之望，去死近矣。

予族叔，形色俱实，痎疟又患痢，自恃强健能食，绝无忌惮。一日召予曰：我虽病却健而能食，但苦汗出耳，汝能止此汗否？予曰：痎疟非汗出不能愈也，可虑者正在健与能食耳。此非痢也，胃热善消，脾病不化，食积与病势已甚矣。此时节择饮食以养胃气，省出入以避风寒，候汗透而安。叔曰：世俗谓无饱死痢，我今能食，何谓可虑？余曰：痢而能食者，知胃气未病也，故言不死，非谓恣食不节择者。不从所言，恣口大嚼，遇渴又多啖水果。如此者月余后，虽欲求治，不可

23

著手矣,淹淹又月余而死。《内经》以骄恣不伦于理为不治之病,信哉!

又,周其姓者,形色俱实,患痢善食而易饥,大嚼不择者五日矣。予责之曰:病中当调补自养,岂可滋味戕贼。遂教之只用熟萝卜吃粥,且少与调治,半月而安。

虚病痰病有似邪祟论

血气者,身之神也。神既衰之,邪因而入,理或有之。若夫血气两亏,痰客中焦,妨碍升降,不得运用,以致十二官各失其职,视听言动皆有虚妄,以邪治之,其人必死,吁哉冤乎!谁执其咎?

宪幕之子傅兄,年十七八,时暑月,因大劳而渴,恣饮梅浆,又连得大惊三四次,妄言妄见,病似邪鬼。诊其脉,两手皆虚弦而带沉数。予曰:数为有热,虚弦是大惊,又梅酸之浆郁于中脘,补虚清热,导去痰滞,病乃可安。遂与人参、白术、陈皮、茯苓、芩、连等浓煎汤,入竹沥、姜汁,与旬日未效。众皆尤药之不审。余脉之,知其虚之未完,与痰之未导也,仍与前方入荆沥,又旬日而安。

外弟岁,一日醉饱后,乱言,妄语妄见,询之,系伊亡兄附体，言生前事甚的，乃叔在边叱之。曰：非邪，食腥与酒太过，痰所为耳。灌盐汤一大碗，吐痰一二升，汗因大作，困睡一宵而安。

又，金氏妇，壮年，暑月赴筵归，乃姑询其坐次失序，遂赧然自愧，因成此病，言语失伦，其中又多间一句曰，奴奴不是。脉皆数而弦。余曰：此非邪，乃病也。但与补脾清热导痰，数日当自安。其家不信，邀数巫者喷水而咒之，旬余而死。或问曰：病非邪而邪治之，何遽至于死？余曰：暑月赴宴，外境蒸热，辛辣适口，内境郁热，而况旧有积痰，加之愧闷，其痰与热何可胜言。今乃惊以法尺，是惊其神而血不宁也；喷以法水，是冰其体，密其肤，使汗不得泄也。汗不泄则蒸热内燔，血不得宁则阴消而阳不能独立也，不死何俟！

或曰：《外台秘要》有禁咒一科，庸可废乎？予曰：移精变气乃小术耳，可治小病。若内有虚邪，外有实邪，当用正大之法，自有成式，昭然可考。然符水惟隔上热痰，一呷凉水，胃热得之，岂不清快，亦可取安。若内伤而虚，与冬严寒，符水下咽，必冰胃而致害。彼郁热在上，热邪在表，须以汗解，率得清冷，肤腠固密，热何由解？必致内攻，阴阳离散，血气垂争，去死为近。

面鼻得冷则黑论

诸阳聚于头,则面为阳中之阳。鼻居面中央,而阳明起于额中,一身之血运到面鼻,到面鼻阳部,皆为至清至精之血矣。酒性善行而喜升,大热而有峻急之毒;多酒之人,酒气熏蒸,面鼻得酒,血为极热,热血得冷,为阴气所抟,污浊凝结,滞而不行,宜其先为紫,而后为黑色也。须用融化滞血,使之得流,滋生新血,可以运化,病乃可愈。予为酒制四物汤,加炒片茯苓、陈皮、生甘草、酒红花、生姜煎,调五灵脂末饮之,气弱者加酒黄芪,无有不应者。

胎自堕论

阳施阴化,胎孕乃成。血气虚损,不足荣养,其胎自堕,或劳怒伤情,内火便动,亦能堕胎。推原其本,皆因于热,火能消物,造化自然,《病源》乃谓风冷伤于子脏而堕,此未得病情者也。

予见贾氏妇,但有孕至三个月左右必堕,诊其脉,左手大而无力,重取则涩,知其少血也。以其妙年,只补中气,使血自荣。时正初夏,教以浓煎白术汤下黄芩末一钱,服三四十贴,遂得保全而生。因而思之,堕于内热而虚者,于理为多。曰热曰虚,当分轻重,好生之工,幸毋轻视。

难 产 论

世之难产者,往往见于郁闷安佚之人,富贵奉养之家,若贫贱辛苦者无有也。方书止有瘦胎饮一论,而其方为湖阳公主作也,实非极至之言。何者?见有此方,其难自若。

予族妹,苦于难产,后遇胎孕则触而去之,余甚悯焉。视其形肥而勤于针指,构思旬日,忽自悟曰:此正与湖阳公主相反,彼奉养之人,其气必实,耗其气使和平,故易产。今形肥知其气虚,久坐知其不运,而其气愈弱,胞胎因母气不能自运耳。当补其母之气,则儿健而易产。今其有孕至五六个月,遂于大全方紫苏饮加补气药,与十数贴,因得男而甚快。后遂以此方,随母之形色性禀,参以时令加减与之,无不应者,因名其方曰大达生散。

难产胞损淋沥论

常见尿胞因收生者不谨，以致破损而得淋沥病，遂为废疾。

一日，有徐姓妇，壮年得此，因思肌肉破伤，在外者且可补完，胞虽在腹，恐亦可治。遂诊其脉，虚甚，曰：难产之由，多是气虚；难产之后，血气尤虚，试与峻补。因以参、术为君，芎、归为臣，桃仁、陈皮、黄芪、茯苓为佐，而煎以猪羊胞中汤，极饥时饮之，但剂率用一两，至一月而安。盖是气血骤长，其胞自完，恐稍迟缓，亦难成功。

胎妇转胞病论

转胞病，胎妇之禀受弱者，忧闷多者，性急躁者，食味厚者，大率有之。古方皆用滑利疏导药，鲜有应效。因思胞为胎所堕，展在一边，胞系了戾不通耳。胎若举起，悬在中央，胞系得疏，水道自行。然胎之坠下，必有其由。

一日，吴宅宠人患此，脉之两手似涩，重取则弦，然左手稍和。余曰：此得之忧患。涩为血少气多，弦为有饮，血少则胞弱而不能自举，气多有饮，中焦不清而溢，则胞之所避而就下，故坠。遂以四物汤加参、术、半夏、陈皮、生甘草、生姜，空心饮，随以指探喉中，吐出药汁，俟少顷气定，又与一贴，次早亦然，如是与八贴而安。此法未为的确，恐偶中耳。后又历用数人亦效，未知果如何耶！

仲景云：妇人本肥盛且举自满，全羸瘦且举空减，胞系了戾，亦致胞转。其义未详，必有能知之者。

乳硬论

乳房，阳明所经；乳头，厥阴所属。乳子之母，不知调养，怒忿所逆，郁闷所遏，厚味所酿，以致厥阴之气不行，故窍不得通而汁不得出；阳明之血沸腾，故热甚而化脓。亦有所乳之子，膈有滞痰，口气燉热，含乳而睡，热气所吹，遂生结核。于初起时，便须忍痛，揉令稍软，吮令汁透，自可消散。失此不治，必成痈疖。治法：疏厥阴之滞以青皮，清阳明之热细研石膏，行污浊之血以生甘草之节，消肿导毒以瓜蒌子，或加没药、青橘叶、皂角刺、金银花、当归，或汤或散，或加减随意消息，然须以少酒佐之。若加以艾火两三壮于肿处，其效尤捷。彼村工喜于自炫，便用针刀引惹拙病，良可哀悯!

若夫不得于夫,不得于舅姑,忧怒郁闷,昕夕积累,脾气消阻,肝气横逆,遂成隐核,如大棋子,不痛不痒,数十年后方为疮陷,名曰奶岩,以其疮形嵌凹似岩穴也,不可治矣。若于始生之际,便能消释病根,使心清神安,然后施之以治法,亦有可安之理。

予族侄妇,年十八时,曾得此病,察其形脉稍实,但性急躁,伉俪自谐,所难者后姑耳。遂以《本草》单方青皮汤,间以加减四物汤,行以经络之剂,两月而安。

受胎论

成胎以精血之后,先分男女者,褚澄之论,愚切惑焉。后阅李东垣之方,有曰:经水断后一二日,血海始净,精胜其血,感者成男;四五日后,血脉已旺,精不胜血,感者成女,此确论也。

《易》曰:乾道成男,坤道成女,夫乾坤,阴阳之情性也;左右,阴阳之道路也;男女,阴阳之仪象也。父精母血,因感而会,精之施也。血能摄精成其子,此万物资始于乾元也;血成其胞,此万物资生于坤元也。阴阳交媾,胎孕乃凝,所藏之处,名曰子宫。一系在下,上有两歧,一达于左,一达于右。精胜其血,则阳为之主,受气于左子宫而男形成;精不胜血,则阴为之主,受气于右子宫而女形成。

或曰:分男分女,吾知之矣。男不可为父,女不可为母,与男女之兼形者,又若何而分之耶?余曰:男不可为父,得阳气之亏者也。女不可为母,得阴气之塞者也。兼形者,由阴为驳气所乘而成,其类不一。以女函男有二,一则遇男为妻,遇女为夫,一则可妻而不可夫。其有女具男之全者,此又驳之甚者。

或曰:驳气所乘,独见于阴,而所乘之形,又若是之不同耶?予曰:阴体虚,驳气易于乘也。驳气所乘,阴阳相混,无所为主,不可属左,不可属右,受气于两歧之间,随所得驳气之轻重而成形,故所兼之形,有不可得而同也。

人迎气口论

六阳六阴脉,分属左右手。心、小肠、肝、胆、肾、膀胱在左,主血;肺、大肠、脾、胃、命门、三焦在右,主气。男以气成胎,故气为之主。女以血成胎,故血为之主。若男子久病,气口充于人迎者,有胃气也,病虽重可治。女子久病,人迎充于气口者,有胃气也,病虽

31

重可治。反此者逆。

或曰：人迎在左，气口在右，男女所同，不易之位也。《脉法》赞曰：左大顺男，右大顺女，何子言之悖耶？曰：《脉经》一部，王叔和谆谆于教医者，此左右手以医者为主而言，若主于病者，奚止千里之谬！

春宣论

春，蠢也。阳气升浮，草木萌芽，蠢然而动。前哲谓春时人气在头，有病宜吐。又曰：伤寒大法，春宜吐，宣之为言扬也。谓吐之法，自上出也。今之世俗，往往有疮痍行，膈满者，虫积者，以为不于春时宣泻以毒药，不可愈也。医者遂用牵牛、巴豆、大黄、枳壳、防风辈为丸，名之曰春宣丸，于二月、三月服之，得下利而止。于初泻之时，脏腑得通，时暂轻快，殊不知气升在上，则在下之阴甚弱，而用利药戕贼其阴，其害何可胜言。况仲景用承气汤等下药，必有大满大实坚，有燥屎转矢气下逼迫，而无表证者，方行此法。可下之证未悉俱，犹须迟以待之，泄利之药，其可轻试乎！

余伯考，形肥骨瘦，味厚性沉，五十岁，轻于听信，忽于三月半赎春宣丸一贴，服之下两三行，每年率以为常。至五十三岁时，七月初炎热之甚，无病暴死。

此岂非妄认春宣为春泻而致祸耶？自上召下曰宣，宣之一字，吐也明矣。张子和先生已详论之，昔贤岂妄言哉？详之审订无疑。后之死者，又有数人，愚故表而出之，以为后人之戒。

醇酒宜冷饮论

醇酒之性，大热有大毒，清香美味，既适于口，行气和血，亦宜于体，由是饮者不自觉其过于多也。不思肺属金，性畏火，其体脆，其位高，为气之主，肾之母，木之夫，酒下咽膈，肺先受之。若是醇者，理宜冷饮，过于肺，入于胃，然后渐温。肺先得温中之寒，可以补气，一益也；次得寒中之温，可以养胃，二益也；冷酒行迟，传化以渐，不可恣饮，三益也。

古人终日百拜，不过三爵，既无酒病，亦免酒祸。今余稽之于《礼经》，则曰：饮剂视冬时。饮剂，酒也；视，犹比也；冬时，寒也。参之《内经》，则曰：热因寒用。厥旨深矣。今则不然，不顾受伤，只图取快，盖热饮有"三乐"存焉：膈滞通快，喉舌辛美，杯行可多。不知酒性喜升，气必随之，痰郁于上，溺涩于下，肺受贼邪，金体必燥；恣饮寒凉，其热内郁，肺气得热，必大伤耗。其始也病浅，或呕吐，或自汗，或疮痍，或鼻齄，或自泄,或心脾痛,尚可发散而去之。若其久也,为病深矣,为消为渴,为内疽,为肺痿,为内痔,为臌胀,为失明,或喘哮,为劳嗽,为癫痫,亦为难明之病,倘非具眼,未易处治,可不谨乎!

或曰:人言一盏冷酒,须二盏血乃得行,酒不可冷饮明矣。余曰:此齐东之语耳。今参之于经,证之以理,发之为规戒,子以为迂耶?

痈疽当分经络论

六阳经、六阴经之分布周身,有多气少血者,有少气多血者,有多气多血者,不可一概论也。

若夫要害处,近虚怯薄处,前哲已曾论及,惟分经之言未闻也,何则?诸经惟少阳、厥阴经之生痈疽,理宜预防,以其多气少血,其血本少,肌肉难长,疮久未合,必成死证。其有不思本经少血,遽用驱毒利药,以伐其阴分之血,祸不旋踵矣。请述一二成败之迹,以告来者。

余从叔父,平生多虑,质弱神劳,年近五十,忽左膊外侧廉上起一小红肿,大约如栗。予视之曰:慎勿轻视,且生与人参大料作汤,得一二斤为好。人未之信,漫进小贴数服,未解而止。旬余值大风拔木,疮上起一道红如线,绕至背胛,直抵右肋。予曰:必大料人

34

参,少加当归、川芎、陈皮、白术等补剂与之。后与此方,两阅月而安。

又,东阳李兄,年逾三十,形瘦肤厚,连得忧患,又因作劳,且过于色,忽左腿外侧廉上一红肿,其大如栗。一医问其大腑坚实,与承气两贴下之,不效;又一医教与大黄、朱砂、生粉草、麒麟竭,又二三贴;半月后召予视之。曰:事去矣。

又,一李兄,年四十余而面稍白,神甚劳,忽胁下生一红肿如桃,一人教用补剂,众笑且排,于是流气饮、十宣散杂而进之。旬余召予视之。予曰:非惟不与补药,抑且多得解利,血气俱惫矣。已而果然。

或曰:太阳经非多血少气者乎?何臀痈之生,初无甚苦,往往间有不救者,吾子其能治之乎?予曰:臀居小腹之后,而又在其下,此阴中之阴也。其道远,其位僻,虽曰多血,气运不到,气既不到,血亦罕来。中年之后,不可生痈,才有痛肿,参之脉证,但见虚弱,便与滋补,血气无亏,可保终吉。若用寻常驱热拔毒纾气之药,虚虚之祸,如指诸掌。

脾约丸论

成无己曰:约者,结约之约,又约束之约。胃强脾弱,约束津液不得四布,但输膀胱,故小便数而大便硬,故曰脾约。与此丸以下脾之结燥,肠润结化,津流入胃,大便利,小便少而愈矣。愚切有疑焉。何者?既曰约,脾弱不能运也;脾弱则土亏矣,必脾气之散,脾血之耗也。原其所由,久病、大下、大汗之后,阴血枯槁,内火燔灼,热伤元气,又伤于脾,而成此证。伤元气者,肺金受火,气无所摄。伤脾者,肺为脾之子,肺耗则液竭,必窃母气以自救,金耗则木寡于畏,土欲不伤,不可得也。脾失转输之令,肺失传送之官,宜大便秘而难下,小便数而无藏蓄也。理宜滋养阴血,使孤阳之火不炽,而金行清化,木邪有制,脾土清健而运行,精液乃能入胃,则肠润而通矣。今以大黄为君,枳实、厚朴为臣,虽有芍药之养血,麻仁、杏仁之温润为之佐使,用之热甚而气实者,无有不安。愚恐西北二方,地气高厚,人禀壮实者可用,若用于东南之人,与热虽盛而血气不实者,虽得暂通,将见脾愈弱而肠愈燥矣。后之欲用此方者,须知在西北以开结为主,在东南以润燥为主,慎勿胶柱而调瑟。

臌胀论

心肺,阳也,居上;肝肾,阴也,居下;脾居中亦阴也，属土。《经》曰：饮食入胃，游溢精气，上输于脾，脾气散精，上归于肺，通调水道，下输膀胱，水精四布，五经并行。是脾具坤静之德，而有乾健之运，故能使心肺之阳降，肾肝之阴升，而成天地交之泰，是为无病之人。今也七情内伤，六淫外侵，饮食不节，房劳致虚，脾土之阴受伤，转输之官失职，胃虽受谷，不能运化，故阳自升，阴自降，而成天地不交之否。于斯时也，清浊相混，隧道壅塞，气化浊血，瘀郁而为热，热留而久，气化成湿，湿热相生，遂成胀满，《经》曰臌胀是也。以其外虽坚满，中空无物，有似于鼓，其病胶固，难以治疗，又名曰蛊，若虫侵蚀，有蛊之义。验之治法，理宜补脾，又须养肺金以制木，使脾无贼邪之虑；滋肾水以制火，使肺得清化之令。却盐味以防助邪，断妄想以保母气，无有不安。医不察病起于虚，急于作效，炫能希赏。病者苦于胀急，喜行利药，以求一时之快，不知宽得一日半日，其肿愈甚，病邪甚矣，真气伤矣，去死不远。古方惟禹余粮丸，又名石中黄丸，又名紫金丸，制肝补脾，殊为切当，亦须随证，亦须顺时，加减用之。

余友俞仁叔，儒而医，连得家难，年五十得此疾，自制禹余粮丸服之。予诊其脉，弦涩而数，曰：此丸新制，煅炼之火邪尚存，温热之药太多，宜自加减，不可

37

执方。俞笑曰：今人不及古人，此方不可加减。服之一月，口鼻见血色，骨立而死。

又，杨兄，年近五十，性嗜好酒，病疟半年，患胀病，自察必死，来求治。诊其脉，弦而涩，重则大，疟未愈，手足瘦而腹大，如蜘蛛状。予教以参、术为君，当归、川芎、芍药为臣，黄连、陈皮、茯苓、厚朴为佐，生甘草些少，作浓汤饮之，一日定三次，彼亦严守戒忌。一月后，疟因汗而愈；又半年，小便长而胀愈。中间虽稍有加减，大意只是补气行湿。又，陈氏年四十余，性嗜酒，大便时见血，于春间患胀，色黑而腹大，其形如鬼。诊其脉，数而涩，重似弱，予以四物汤加黄连、黄芩、木通、白术、陈皮、厚朴、生甘草作汤与之，近一年而安。一补气，一补血，余药大率相出入，皆获安，以保天寿。

或曰：气无补法，何子补气而获安，果有说以通之乎？予曰：气无补法，世俗之言也。以气之为病，痞闷壅塞，似难于补，恐增病势。不思正气虚者，不能运行，邪滞所著而不出，所以为病。《经》曰：壮者气行则愈，怯者著而成病。苟或气怯不用补法，气何由行！

或曰：子之药审则审矣，何效之迟也？病者久在床枕，必将厌子之迂而求速效者矣。予曰：此病之起，或三五年，或十余年，根深矣，势笃矣，欲求速效，自求祸耳。知王道者，能治此病也。

或曰：胀病将终不可与利药耶？予曰：灼知其不因于虚，受病亦浅，脾胃尚壮，积滞不痼，而又有可下之证，亦宜略与疏导，若授张子和浚川散、禹功丸为例，行迅攻之策，实所不敢。

疝 气 论

疝气之甚者，睾丸连小腹急痛也。有痛在睾丸者，有痛在五枢穴边者，皆足厥阴之经也。或有形，或无形，或有声，或无声，有形如瓜，有声如蝉，自《素问》以下，历代名医皆以为寒。盖寒主收引，经络得寒，故引不行，所以作痛，理固然也。

有得寒而无疝者，又必有说以通之可也。予尝屡因门户雪上有霜，没脐之水，履冰徒涉，不曾病此，以予素无热在内也。因而思之，此证始于湿热在经，郁而至久，又得寒气外束，湿热之邪不得疏散，所以作痛，若只作寒论，恐为未备。

或曰：厥阴一经，其道远，其位卑，郁积湿热，何由而致？予曰：大劳则火起于筋，醉饱则火起于胃，房劳则火起于肾，大怒则火起于肝，本经火积之久，母能生子虚，湿气便盛。厥阴属木系于肝，为将军之官，其性急速,火性又暴,为寒所束,宜其痛之大暴也。愚见有用乌头、栀子等分,作汤用之,其效亦敏。后因此方,随证与形加减用之,无有不应。

　　然湿热又须分多少而始治,但湿者肿,多病是也。又有挟虚而发者,当以参、术为用,而以疏导药佐之。诊其脉,有甚沉紧而大豁无力者是也,其痛亦轻,惟觉重坠牵引耳。

秦桂丸论

　　无子之因,多起于妇人。医者不求其因起于何处,遍阅古方,惟秦桂丸其辞确,其意专,用药温热,近乎人情,欣然授之,锐然服之,甘受燔灼之祸,犹且懵然不悔。何者? 阳精之施也,阴血能摄之,精成其子,血成其胞,胎孕乃成。今妇人之无子者,率由血少不足以摄精也。血之少也,固非一端,然欲得子者,必须补其阴血。使无亏欠,乃可推其有余,以成胎孕,何乃轻用热剂,煎熬脏腑,血气沸腾,祸不旋踵矣。

　　或曰:春气温和,则万物发生,冬气寒凛,则万物消殒,非秦桂丸之温热,何由得子脏温暖而成胎耶!

　　予曰:诗言妇人和平则乐有子,和则气血不乖,平则阴阳不争。今得此药,经血转紫黑,渐成衰少,或先或后,始则饮食骤进,久则口苦而干,阴阳不平,血气不和,疾病蜂起,焉能成胎？纵使成胎生子,亦多病而不寿。以秦桂丸之耗损天真之阴也,戒之慎之！

郑廉使之子,年十六,求医曰：我生七个月患淋病,五日七日必一发,其发也大痛,扪地叫天,水道方行,状如漆如粟者,约一盏许,然后定。诊其脉,轻则涩,重则弦；视其形瘦而稍长,其色青而苍；意其父必因多服下部药,遗热在胎,留于子之命门而然。遂以紫雪和黄柏细末,丸梧子大,晒十分干,而与二百丸作一服,经二时又与三百丸作一服,率以热汤下,以食物压之。又经半日,痛大作连腰腹,水道乃行,下如漆和粟者一大碗许,其病减十分之八。后张子忠以陈皮一两,桔梗、木通各半两,作一贴与之,又下漆粟者一合许,遂安。父得燥热,且能病子,况母得之者乎！余书此以证东垣红丝瘤之事。

恶寒非寒病恶热非热病论

《经》曰：恶寒战栗,皆属于热。又曰：禁栗如丧神守,皆属于火。恶寒者,虽当炎月,若遇风霜,重绵在身,自觉凛凛战栗。禁栗,动摇之貌；如丧神守,恶寒之甚。《原病式》曰：病热甚而反觉自冷,此为病热,实非寒也。

或曰:往往见有得热药而少愈者,何也? 予曰:病热之人,其气炎上,郁为痰饮,抑遏清道,阴气不升,病热尤甚,积痰得热,亦为暂退,热势助邪,其病益深。

或曰:寒热如此,谁敢以寒凉与之,非杀之而何? 予曰:古人遇战栗之证,有以大承气下燥粪而愈者。恶寒战栗,明是热证,但有虚实之分耳。《经》曰:阴虚则发热。夫阳在外为阴之卫,阴在内为阳之守。精神外驰,嗜欲无节,阴气耗散,阳无所附,遂致浮散于肌表之间而恶热也,实非有热,当作阴虚治之,而用补养之法可也。

或曰:恶寒非寒,宜用寒药;恶热非热,宜用补药,甚骇耳目,明示我之法可乎? 予曰:进士周本道,年逾三十,得恶寒病,服附子数日而病甚,求予治。诊其脉,弦而似缓,予以江茶入姜汁、香油些少,吐痰一升许,减绵大半。周甚喜。予曰:未也,燥热已多,血伤亦深,须淡食以养胃,内观以养神,则水可生而火可降。彼勇于仕进,一切务外,不守禁忌。予曰:若多与补血凉药亦可稍安,内外不静,肾水不生,附毒必发。病安后,官于婺城,巡夜冒寒,非附子不可疗,而性怕生姜,只得以猪腰子作片煮附子,与三贴而安。予曰:可急归。知其附毒易发,彼以为迂。半年后,果发背而死。

又，司丞叔，平生脚自踝以下常觉热，冬不可加绵于上，常自言曰：我禀质壮，不怕冷。予曰：此足三阴之虚，宜早断欲事，以补养阴血，庶乎可免。笑而不答。年方五十，患痿，半年而死。

观此二人，治法盖可知矣。或曰：伤寒病恶寒、恶热者亦是虚耶？予曰：若病伤寒者，自外入内，先贤论之详矣，愚奚庸赘？

经水或紫或黑论

经水者，阴血也。阴必从阳，故其色红，禀火色也。血为气之配，气热则热，气寒则寒，气升则升，气降则降，气凝则凝，气滞则滞，气清则清，气浊则浊。往往见有成块者，气之凝也；将行而痛者，气之滞也；来后作痛者，气血俱虚也；色淡者亦虚也；错经妄行者，气之乱也；紫者气之热也；黑者热之甚也。人但见其紫者、黑者、作痛者、成块者，率指为风冷，而行温热之剂，祸不旋踵矣。良由《病源》论月水诸病，皆曰风冷乘之，宜其相习而成俗也。

或曰：黑，北方水之色也；紫淡于黑，非冷而何？予曰：《经》曰亢则害，承乃制，热甚者必兼水化，所以

43

热则紫,甚则黑也。况妇人性执而见鄙,嗜欲加倍,脏腑厥阳之火,无日不起,非热而何? 若夫风冷必须外得,设或有之,盖千百而一二者也。

石膏论

《本草》药之命名,固有不可晓者,中间亦多有意义,学者不可以不察。

以色而名大黄、红花、白前、青黛、乌梅之类是也;以形而名者,人参、狗脊、乌头、贝母、金铃子之类是也;以气而名者,木香、沉香、檀香、麝香、茴香之类是也;以质而名者,厚朴、干姜、茯苓、生熟地黄之类是也;以味而名者,甘草、苦参、淡竹叶、草龙胆、苦酒之类是也;以能而名者,百合、当归、升麻、防风、滑石之类是也;以时而名者,半夏、茵陈、冬葵、寅鸡、夏枯草之类是也。

以石膏火煅细研,醋调封丹炉,其固密甚于脂,苟非有膏,焉能为用? 此兼质与能而得名,正与石脂同意。阎孝忠妄以方解石为石膏。况石膏其味甘而辛,本阳明经药,阳明主肌肉,其甘也,能缓脾益气,止渴去火;其辛也,能解肌出汗,上行至头,又入手太阴、手少阳。彼方解石者,止有体重质坚性寒而已,求其所谓有膏,而可为三经之主治者焉在哉? 医欲责效,不亦难乎!

脉大必病进论

脉,血之所为,属阴。大,洪之别名,火之象,属阳。其病得之于内伤者,阴虚为阳所乘,故脉大,当作虚治之。其病得之于外伤者,邪客于经脉亦大,当作邪胜治之。合二者而观之,皆病证方长之势也,谓之病进不亦宜乎! 海藏云: 君侵臣之事也。孰为是否,幸有以教之。

生气通天论病因章句辨

《礼记》曰: 一年视离经。谓离析经理,在乎章句之绝。

《内经·生气通天论》病因四章,第一章论因于寒,欲如运枢,以下三句与上文意不相属,皆衍文也,体若燔炭,汗出而散两句,当移在此。夫寒邪初客于肌表,邪郁而为热,有似燔炭,得汗则解,此仲景麻黄汤之类是也。第二章论因于暑,暑者,君火为病,火主动则散,故自汗烦渴而多言也。第三章论因于湿,湿者,土浊之气。首为诸阳之会,其位高而气清,其体虚故聪明得而系焉。浊气熏蒸,清道不通,沉重而不爽利,似乎有物以蒙冒之,失而不治,湿郁为热,热留不去,大筋软短者,热伤血,不能养筋,故为拘挛;小筋弛长者,湿伤筋,不能束骨,故为痿弱。因于湿,首如裹,各三字为句,湿热不攘以下,各四字为句,文正而意明。第四章论因于气为肿,下文不序病证,盖是脱简。四维相代二句,与上文意不相属,亦衍文也。

王太仆曰:暑热湿气三病,皆以为发于伤寒之毒,次第相仍,展转生病,五段通为一章,余有疑焉。暑病不治,伏而生热,热久生湿,湿久气病,盖有之矣。《内经》止有冬伤于寒不即病,至夏有热病之言,未闻寒毒伏藏,至夏发于暑病。至于湿病,亦蒙上文之热,谓反湿其首,望湿物裹之。望除其热,当以因于湿首为句,如裹湿又为句,则湿首之湿,裹湿之湿,皆人为也,与上下文列言寒暑之病,因文义舛乖,不容于不辩。

或曰:先贤言温湿、寒湿、风湿矣,未闻有所谓湿热病者,考之《内经》亦无有焉,吾子无乃失之迂妄耶? 予曰:六气之中,湿热为病,十居八九。《内经》发明湿热,此为首出。"至真要大论"曰:湿上甚而热其间,或言湿而热在中者,或曰热而湿在中者,此圣人爱人论道之极,致使天下后世不知湿热之治法者,太仆启之也。君其归，取《原病式》熟读而审思之，幸甚。

太仆章句

因于寒，欲如运枢，起居如惊，神气乃浮。

因于暑，汗，烦则喘喝，静则多言，体若燔炭，汗出而散。

因于湿首句，如裹湿句，热不攘句，大筋软短，小筋弛长，软短为拘，弛长为痿。

因于气为肿云云。

新定章句

因于寒，体若燔炭，汗出而散。

因于暑，汗，烦则喘喝，静则多言。

因于湿句，首如裹句，湿热不攘句，大筋软短，小筋弛长，软短为拘，弛长为痿。

因于气为肿云云。

倒仓论

《经》曰：肠胃为市，以其无物不有，而谷为最多，故谓之仓，若积谷之室也。倒者，倾去积旧而涤濯，使之洁净也。胃居中，属土，喜容受而不能自运者也。人之饮食，遇适口之物，宁无过量而伤积之乎？七情之偏,五味之厚,宁无伤于冲和之德乎?糟粕之余,停痰瘀血,互相纠缠,日积月深,郁结成聚,甚者如核桃之穰,诸般奇形之虫,中宫不清矣,土德不和矣。诚于中形于外,发为瘫痪,为劳瘵,为蛊胀,为癫疾,为无名奇病。先哲制为万病丸、温白丸等剂,攻补兼施,寒热并用,期中病情,非不工巧,然不若倒仓之为便捷也。

以黄牡牛肉择肥者,买一二十斤,长流水煮糜烂,融入汤中为液,以布滤出渣滓取净汁,再入锅中,文火熬成琥珀色则成矣。每饮一盅,少时又饮,如此者积数十盅,寒月则重汤温而饮之。病在上者,欲其吐多;病在下者,欲其利多;病在中者,欲其吐下俱多,全在活法而为之缓急多寡也。须先置一室明快而不通者,以安病人,视所出之物,可尽病根则止。吐利后或渴,不得与汤,其小便必长,取以饮病者,名曰轮回酒。与一二碗,非惟可以止渴,抑且可以涤濯余垢。睡一二日,觉饥甚,乃与粥淡食之;待三日后,始与少菜羹自养;半月觉精神焕发,形体轻健,沉疴悉安矣。其后须五年忌牛肉。

吾师许文懿,始病心痛,用药燥热香辛,如丁、附、桂、姜辈,治数十年,而足挛痛甚,且恶寒而多呕,甚而至于灵砂、黑锡、黄芽、岁丹,继之以艾火十余万,又杂治数年而痛甚,自分为废人矣,众工亦技穷矣。如此者又数年，因其烦渴恶食者一月，以通圣散与半月余，而大腑逼迫后重，肛门热气如烧，始时下积滞如五色烂锦者，如柏烛油凝者，近半月而病似退，又半月而略思谷，而两足难移，计无所出。至次年三月，遂作此法，节节如应，因得为全人。次年再得一男，又十四年以寿终。

其余与药，一妇人久年脚气，吐利而安。又镇海万户萧伯善公，以便浊而精不禁，亲与试之有效。又临海林兄，患久嗽吐红，发热消瘦，众以为瘵，百方不应，召予视之。脉两手弦数，日轻夜重，计无所出，亦因此而安，时冬月也。第二年得一子。

牛，坤土也，黄土之色也，以顺为德，而效法乎健，以为功者，牝之用也。肉者，胃之乐也，熟而为液，无形之物也，横散入肉络，由肠胃而渗透肌肤、毛窍、爪甲，无不入也。积聚久则形质成，依附肠胃回薄曲折处，以为栖泊之窠臼，阻碍津液气血，薰蒸煏灼成病，自非剖肠刮骨之神妙，熟能去之？又岂合勺铢两之丸散，所能窍犯其藩墙户牖乎？窃详肉液之散溢，肠胃受之，其厚皆倍于前，有似乎肿，其回薄曲折处，非复向时之旧，肉液充满流行，有如洪水泛涨，其浮莝陈朽，皆推逐荡漾，顺流而下，不可停留，表者因吐而汗，清道者自吐而涌，浊道者自泄而去，凡属滞碍，一洗而定。牛肉，全重厚和顺之性，盎然涣然，润泽枯槁，补益虚损，宁无精神涣发之乐乎？正似武王克商之后，散财发粟，以赈殷民之仰望也。

其方出于西域之异人，人于中年后亦行一二次，亦却疾养寿之一助也。

相火论

太极动而生阳，静而生阴，阳动而变，阴静而合，而生水、火、木、金、土，各一其性。惟火有二，曰君火，人火也；曰相火，天火也。

火内阴而外阳，主乎动者也，故凡动皆属火。以名而言，形气相生，配于五行，故谓之君；以位而言，生于虚无，守位禀命，因其动而可见，故谓之相。天主生物，故恒于动；人有此生，亦恒于动；其所以恒于动，皆相火之为也。见于天者，出于龙雷，则木之气；出于海，则水之气也。具于人者，寄于肝肾二部，肝属木而肾属水也。胆者，肝之腑；膀胱者，肾之腑；心胞络者，肾之配；三焦以焦言，而下焦司肝肾之分，皆阴而下者也。天非此火不能生物，人非此火不能有生。天之火虽出于木，而皆本乎地。故雷非伏，龙非蛰，海非附于地，则不能鸣，不能飞，不能波也。鸣也，飞也，波也，动而为火者也。肝肾之阴,悉具相火,人而同乎天也。

或曰:相火,天人之所同,何东垣以为元气之贼?又曰:火与元气不两立,一胜则一负。然则,如之何而可以使之无胜负也?曰:周子曰:神发知矣,五性感物而万事出,有知之后,五者之性为物所感,不能不动。谓之动者,即《内经》五火也。相火易起,五性厥阳之火相扇,则妄动矣。火起于妄,变化莫测,无时不有,煎熬真阴,阴虚则病,阴绝则死。君火之气,《经》以暑与湿言之;相火之气,《经》以火言之,盖表其暴悍酷烈,有甚于君火者也,故曰:相火,元气之贼。周子又曰:圣人定之以中正仁义而主静。朱子曰:必使道心常为一身之主,而人心每听命焉。此善处乎火者。人心听命乎道心,而又能主之以静。彼五火之动皆中节,相火惟有裨补造化,以为生生不息之运用耳,何贼之有?

或曰:《内经》相火,注曰少阴、少阳矣,未尝言及厥阴、太阳,而吾子言之何邪?曰:足太阳、少阴,东垣尝言之矣,治以炒檗,取其味辛能泻水中之火是也。戴人亦言:胆与三焦寻火治,肝和胞络都无异。此历指龙雷之火也。予亦备述天人之火皆生于动,如上文所云者,实推广二公之意。

或曰:《内经》言火不一,往往于六气见之,言脏腑者未之见也。二公岂它有所据耶?子能为我言之乎?

51

《经》曰：百病皆生于风、寒、暑、湿、燥、火之动而为变者。岐伯历举病机一十九条，而属火者五，此非相火之为病之出于脏腑者乎？考诸《内经》，少阳病为瘈疭，太阳病时眩仆，少阴病瞀、暴喑、郁冒、不知人，非诸热瞀瘈之属火乎？少阳病恶寒鼓栗、胆病振寒，少阴病洒淅恶寒振栗，厥阴病洒淅振寒，非诸禁鼓栗，如丧神守之属火乎？少阳病呕逆，厥气上行，膀胱病冲头痛，太阳病厥气上冲胸，小腹控睾引腰脊上冲心，少阴病气上冲胸，呕逆，非诸逆冲上之属火乎？少阳病谵妄，太阳病谵妄，膀胱病狂癫，非诸躁狂越之属火乎？少阳病胕肿善惊，少阴病瞀热以酸，胕肿不能久立，非诸病胕肿，疼酸惊骇之属火乎？又《原病式》曰：诸风掉眩属于肝，火之动也；诸气膹郁病痿属于肺，火之升也；诸湿肿满属于脾，火之胜也；诸痛痒疮疡属于心，火之用也。是皆火之为病，出于脏腑者然也，注文未之发耳。以陈无择之通敏，且以暖炽论君火，日用之火言相火，而又不曾深及，宜乎后之人不无聋瞽也，悲夫！

左大顺男右大顺女论

肺主气，其脉居右寸，脾、胃、命门、三焦各以气为变化运用，故皆附焉。心主血，其脉居左寸，肝、胆、肾、膀胱皆精血之隧道管库，故亦附焉。

男以气成胎，则气为之主；女挟血成胎，则血为之主。男子久病，右脉充于左者，有胃气也，病虽重可治；女子久病，左脉充于右者，有胃气也，病虽重可治。反此者，虚之甚也。

或曰：左，心、小肠、肝、胆、肾、膀胱；右，肺、大肠、脾、胃、命门、三焦，男女所同，不易之位也。《脉法》赞曰：左大顺男，右大顺女。吾子之言，非惟左右倒置，似以大为充，果有说以通之乎？曰：大，本病脉也。今以大为顺，盖有充足之义，故敢以充言之。《脉经》一部，谆谆于教为医者尔，此左右当以医者为言，若主于病，奚止于千里之谬。

或曰：上文言肝、心出左，脾、肺出右，左主司官，右主司府，下文言左为人迎，右为气口，皆以病人之左右而为言，何若是之相反耶？曰：《脉经》第九篇之第五章，上文大、浮、数、动、长、滑、沉、涩、弱、弦、短、微，此言形状之阴阳；下文关前关后等语，又言部位之阴阳；阴附阳，阳附阴，皆言血气之阴阳。同为论脉之阴阳，而所指不同若此，上下异文，何足疑乎！

赞曰：阴病治官非治血乎，阳病治府非治气乎。由此参考，或恐于经意有合。

茹淡论

或问：《内经》谓：精不足者，补之以味。又曰：地食人以五味。古者年五十食肉，子今年迈七十矣，尽却盐醯，岂中道乎？何子之神茂而急泽也？曰：味有出于天赋者，有成于人为者。天之所赋者，若谷菽菜果，自然冲和之味，有食之补阴之功，此《内经》所谓味也；人之所为者，皆烹饪调和偏厚之味，有致疾伐命之毒，此吾子所疑之味也。今盐醯之却，非真茹淡者，大麦与栗之咸，粳米、山药之甘，葱、薤之辛之类，皆味也，子以为淡乎？安于冲和之味者，心之收，火之降也；以偏厚之味为安者，欲之纵，火之胜也，何疑之有？《内经》又曰，阴之所生，本在五味，非天赋之味乎？阴之五宫，伤在五味，非人为之味乎？圣人防民之具，于是为备。

凡人饥则必食，彼粳米甘而淡者，土之德也，物之属阴而最补者也，惟可与菜同进。《经》以菜为充者，恐于饥时顿食，或虑过多，因致胃损，故以菜助其充足，取其疏通而易化，此天地生物之仁也。《论语》曰：肉虽多，不使胜食气。《传》曰：宾主终日百拜，而酒三行，以避酒祸。此圣人施教之意也。盖谷与肥鲜同进，厚味得谷为助，其积之也久，宁不助阴火而致毒乎？故服食家在却谷者则可，不却谷而服食，未有不被其毒者。《内经》谓：久而增气，物化之常，气增而久，夭之由也。彼安于厚味者，未之思尔。

或又问：精不足者，补之以味，何不言气补？曰：味，阴也；气，阳也。补精以阴，求其本也。故补之以味，若甘草、白术、地黄、泽泻、五味子、天门冬之类，皆味之厚者也，《经》曰虚者补之，正此意也。上文谓形不足者，温之以气，夫为劳倦所伤，气之虚，故不足；温者，养也；温存以养，使气自充，气完则形完矣，故言温不言补，《经》曰劳者温之，正此意也。彼为《局方》者，不知出此，凡诸虚损证，悉以温热佐辅补药，名之曰温补，不能求经旨者也。

呃逆论

呃，病气逆也。气自脐下直冲，上出于口而作声之名也。书曰：火炎上。《内经》曰：诸逆冲上，皆属于火。东垣谓：火与元气不两立。又谓：火，气之贼也。古方悉以胃弱言之，而不及火，且以丁香、柿蒂、竹茹、陈皮等剂治之，未审孰为降火，孰为补虚？

人之阴气，依胃为养，胃土伤损，则木气侮之矣，此土败木贼也。阴为火所乘，不得内守，木夹相火乘之，故直冲清道而上。言胃弱者,阴弱也,虚之甚也。病人见此,似为死证,然亦有实者,不可不知,敢陈其说。

赵立道,年近五十,质弱而多怒,七月炎暑,大饥索饭,其家不能急具,因大怒。两日后得滞下病,口渴,自以冷水调生蜜饮之甚快,滞下亦渐缓。如此者五七日,召予视。脉稍大不数,遂令止蜜水,渴时但令以人参、白术煎汤,调益元散与之,滞下亦渐收。七八日后,觉倦甚发呃,予知其因下久而阴虚也,令其守前药。然滞下尚未止,又以炼蜜饮之。如此者三日,呃犹未止,众皆尤药之未当,将以姜附饮之。予曰:补药无速效。附子非补阴者,服之必死。众曰:冷水饭多,得无寒乎? 予曰:炎暑如此,饮凉非寒,勿多疑,待以日数,力到当自止。又四日而呃止,滞下亦安。

又,陈择仁,年近七十,厚味之人也,有久喘病,而作止不常。新秋患滞下,食大减,至五七日后呃作,召予视,脉皆大豁,众以为难。予曰:形瘦者尚可为。以人参白术汤下大补丸以补血,至七日而安。此二人者,虚之为也。

又,一女子,年逾笄,性躁味厚,暑月因大怒而呃作,每作则举身跳动,神昏不知人,问之乃知暴病。视其形气俱实,遂以人参芦煎汤饮一碗,大吐顽痰数碗,大汗,昏睡,一日而安。人参入手太阴,补阳中之阴者也,芦则反尔,大泻太阴之阳。女子暴怒气上,肝主怒,肺主气,《经》曰怒则气逆。气因怒逆,肝木乘火侮肺,故呃大作而神昏。参芦喜吐,痰尽气降而火衰,金气复位,胃气得和而解。麻黄发汗,节能止汗。谷属金,糠之性热;麦属阳,麸之性凉。先儒谓物物具太极,学者其可不触类而长、引而伸之乎!

房中补益论

或问:《千金方》有房中补益法,可用否? 予应之曰:传曰:吉凶悔吝生乎动,故人之疾病亦生于动,其动之极也,病而死矣。人之有生,心为火居上,肾为水居下,水能升而火能降,一升一降,无有穷已,故生意存焉。水之体静,火之体动,动易而静难,圣人于此未尝忘言也。儒者立教,曰正心、收心、养心,皆所以防此火之动于妄也。医者立教,恬澹虚无,精神内守,亦所以遏此火之动于妄也。盖相火藏于肝肾阴分,君火不妄动,相火惟有禀命守位而已,焉有燔灼之虐焰,飞走之狂势也哉!《易·兑》取象于少女。兑,说也。遇少男艮为咸。咸,无心之感也。艮,止也。房中之法,有艮止之义焉。若艮而不止,徒有戕贼,何补益之有?

窃详《千金》之意,彼壮年贪纵者,水之体非向日之静也,故著房中之法,为补益之助,此可用于质壮心静,遇敌不动之人也。苟无圣贤之心,神仙之骨,未易为也。女法水,男法火,水能制火,一乐于与,一乐于取,此自然之理也。若以房中为补,杀人多矣。况中古以下,风俗日偷,资禀日薄,说梦向痴,难矣哉。

天 气 属 金 说

邵子曰:天依地,地依天,天地自相依附。《内经》曰:大气举之也。夫自清浊肇分,天以气运于外而摄水,地以形居中而浮于水者也。是气也,即天之谓也。自其无极者观之,故曰大气,至清、至刚、至健,属乎金者也。非至刚,不能摄此水;非至健,不能运行无息以举地之重;非至清,其刚健不能长上古而不老。

或曰:子以天气为属金者,固《易》卦取象之义,何至遂以属金言之乎? 善言天者,必有证于人;善言大者,必有譬于小,愿明以告我。曰:天生万物人为贵,人形象天,可以取譬。肺主气,外应皮毛,《内经》谓阳为外卫,非皮毛乎,此天之象也;其包裹骨肉、腑脏于其中,此地之象也;血行于皮里肉腠,昼夜周流无端,此水之象也。合三者而观,非水浮地,天摄水,地悬于中乎! 圣人作《易》,取金为气之象,厥有旨哉。

张子和攻击注论

愚阅张子和书,惟务攻击,其意以为正气不能自病,因为邪所客,所以为病也,邪去正气自安。因病有在上、在中、在下深浅之不同,立为汗、吐、下三法以攻之。初看其书,将谓医之法尽于是矣。后因思《内经》有谓之虚者,精气虚也;谓之实者,邪气实也。夫邪所客,必因正气之虚,然后邪得而客之。苟正气实,邪无自入之理。由是于子和之法,不能不致疑于其间。

又思《内经》有言,阴平阳秘,精神乃治;阴阳离决,精气乃绝。又思仲景有言,病当汗解,诊其尺脉涩,当与黄芪建中汤补之,然后汗之。于是以子和之书,非子和之笔也。驰名中土,其法必有过于朋辈者,何其书之所言与《内经》仲景之意若是之不同也?于是决意于得名师,以为之依归,发其茅塞。遂游江湖,但闻某处有某治医,便往拜而问之,连经数郡,无一人焉。

后到定城,始得《原病式》东垣方稿,乃大悟子和之孟浪,然终未得的然之议论,将谓江浙间无可为师者。

　　泰定乙丑夏，始得闻罗太无并陈芝岩之言，遂往拜之，蒙叱骂者五七次，趦趄三阅月，始得降接。因观罗先生治一病僧，黄瘦倦怠，罗公诊其病因，乃蜀人，出家时其母在堂，及游浙右经七年，忽一日念母之心不可遏，欲归无腰缠，徒尔朝夕西望而泣，以是得病。时僧二十五岁，罗令其隔壁泊宿，每日以牛肉、猪肚甘肥等，煮糜烂与之。凡经半月余，且时以慰谕之言劳之，又曰：我与钞十锭作路费，我不望报，但欲救汝之死命尔。察其形稍苏，与桃仁承气，一日三贴下之，皆是血块痰积方止，次日只与熟菜稀粥将息，又半月，其人遂如故。又半月余，与钞十锭遂行。因大悟攻击之法，必其人充实，禀质本壮，乃可行也，否则邪去而正气伤，小病必重，重病必死。罗每日有求医者来，必令予诊视脉状回禀，罗但卧听，口授用某药治某病，以某药监某药，以某药为引经，往来一年半，并无一定之方。至于一方之中，自有攻补兼用者，亦有先攻后补者，有先补后攻者。又大悟古方治今病，焉能吻合？随时取中，其此之谓乎！

　　是时，罗又言：用古方治今病，正如拆旧屋，凑新屋，其材木非一，不再经匠氏之手，其可用乎？由是又思许学士《释微论》曰：予读仲景书，用仲景之法，然未尝守仲景之方，乃为得仲景之心也。遂取东垣方稿,手自抄录,乃悟治病人当如汉高祖踪秦暴,周武王踪商之后,自非发财散粟与三章之法,其受伤之气,倦惫之人,何由而平复也?于是定为阴易乏,阳易亢,攻击宜详审,正气须保护,以《局方》为戒哉。